O CORAÇÃO DO SEXO TÂNTRICO

DIANA RICHARDSON

O CORAÇÃO DO SEXO TÂNTRICO

UM GUIA PARA O AMOR E A SATISFAÇÃO SEXUAL

Tradução
Martha Argel

mantra

1ª edição, 2023.

Editores: Jair Lot Vieira e Maíra Lot Vieira Micales
Produção editorial: Carla Bettelli
Edição e preparação de textos: Marta Almeida de Sá
Assistente editorial: Thiago Santos
Revisão: Viviane Rowe
Diagramação: Estúdio Design do Livro
Capa: Leticia Antonio

Dados Internacionais de Catalogação na Publicação (CIP)
(Câmara Brasileira do Livro, SP, Brasil)

Richardson, Diana
  O coração do sexo tântrico : um guia para o amor e a satisfação sexual / Diana Richardson; tradução de Martha Argel. – São Paulo : Mantra, 2023.

  Título original: *The Heart of Tantric Sex*

  ISBN 978-65-87173-27-6 (impresso)
  ISBN 978-65-87173-28-3 (e-pub)

  1. Comportamento sexual 2. Instrução sexual 3. Tantrismo I. Título.

22-133749   CDD-613.96

Índice para catálogo sistemático:
1. Sexo tântrico : Técnicas sexuais 613.96

Cibele Maria Dias - Bibliotecária - CRB-8/9427

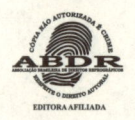

mantra.

São Paulo: (11) 3107-7050 • Bauru: (14) 3234-4121
www.mantra.art.br • edipro@edipro.com.br
@editoraedipro   @editoraedipro

SUMÁRIO

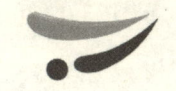

PARTE 3: A JORNADA

PREFÁCIO À EDIÇÃO BRASILEIRA,
por Diana Richardson

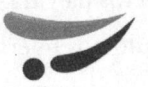

Sentei-me para escrever este livro em 1996, e a glória daqueles dias está eternamente gravada em minhas células e em meus sentidos. Era a estação chuvosa das monções na Índia, e eu estava junto a um impetuoso rio em plena cheia, em meu apartamento rodeado por um bosque de árvores reluzentes, visíveis através das grandes janelas, com meu incrível parceiro, um amante tântrico inato que também atendia de forma maravilhosa a todos os meus desejos e todas as minhas necessidades quanto à alimentação e ao sustento. Era o paraíso, e eu estava lá!

Minha motivação inicial se encontrava em verificar se, por meio da palavra escrita, seria possível transmitir ou partilhar minhas experiências pessoais no âmbito da consciência sensorial corporal de forma eficiente. Eu não estudei o tantra com uma abordagem acadêmica, mas de fato apliquei alguns princípios básicos diretamente em minha experiência física do amor.

Nos últimos dez anos, mais ou menos, recebi muitas mensagens de pessoas questionando como a abordagem tântrica se aplica a casais do mesmo sexo ou de gênero fluido. Além de ter dado aulas a casais heterossexuais, em uma ocasião, no México, tive a oportunidade de orientar um grupo de casais homossexuais masculinos; todos relataram ter experimentado muitos benefícios por meio do aumento da consciência e da presença do outro.

Basicamente, minha experiência está no campo da heterossexualidade, e este livro está voltado para a conexão genital entre homem e mulher. Contudo, muitos aspectos são válidos para qualquer forma de sexo, resultando numa melhora na qualidade da conexão, do amor e da intimidade. Naturalmente, alguns ajustes deverão ser feitos no âmbito genital.

Costumamos associar a palavra "tantra" com o sexo, mas o tantra na verdade abrange todos os aspectos da vida. Há um novo olhar sobre a vida e uma nova forma de viver quando nos libertamos de nossos condicionamentos e nos abrimos a uma vida consciente, tranquila e natural. Isso significa que muitas sugestões e muitos princípios podem ser incorporados à vida diária, independentemente de outras pessoas, de modo que se aplicam quer você esteja sozinho(a), quer tenha um par.

Depois de sete anos de intensa experimentação sexual, por meio de tentativa e erro, por intermédio da observação e da autoconsciência, muitas coisas ficaram bem claras para mim. Durante toda essa fase, eu não estava procurando algo em especial; era como se estivesse me divertindo de forma inocente e explorando. Com a prática constante, surgiu a compreensão e vieram as revelações. Foi meio como adquirir e aprimorar uma visão panorâmica sobre algo que antes eu via muito de perto.

Quando escrevi este livro, eu não fazia ideia de que essa perspectiva e a informação que a acompanhava iriam ecoar nos leitores. Contudo, com o passar dos anos, as vendas aos poucos aumentaram, e hoje ele é um *best-seller* em inglês, alemão e espanhol. Desde a publicação original, em 1999 (sob o título *The Love Keys*), 250 mil exemplares foram vendidos em sete idiomas diferentes. Para mim, é a confirmação de que a sabedoria do tantra contém verdades universais e que essas verdades não envelhecem com a passagem do tempo. A sexualidade está dentro da gente, e *deve* ser assim. A essência tem a ver com o aumento do nível de consciência, e, como sempre digo, não é *o que* você faz que importa, mas *como* faz.

Com a publicação deste livro no Brasil, aproveitei a oportunidade para revisar o que escrevi em 1996, e posso dizer que, mais de 25 anos depois, tendo ensinado milhares de casais, reitero tudo o que compartilhei naquela época com respeito ao sexo. Desde então, escrevi mais sete livros nos quais a informação sexual é consistente, e foi apenas questão de detalhar o assunto com base em diferentes perspectivas.

Num momento de bela sincronia, enquanto eu escrevia este prefácio para a edição brasileira, recebi um e-mail de um leitor que já havia entrado em contato comigo depois de ler meu livro que aborda a perspectiva masculina — *Tantric Sex for Men*, escrito em conjunto com meu parceiro de toda a vida, Michael, que tem me acompanhado desde nosso período de monções!

"Estou lendo *The Heart of Tantric Sex* [*O coração do sexo tântrico*] e minha mente volta a despertar para uma sabedoria oculta que está entremeada à criação de Deus. O nível de entendimento que é encontrado nessas palavras não é encontrado em praticamente nenhum outro livro de sabedoria que eu conheça. Obrigado uma vez mais por abrir meus olhos para essas verdades fundamentais de uma forma tão clara e de compreensão tão fácil."

Isaac G., Nova Jersey, Estados Unidos da América

Diana Richardson, 2021

INTRODUÇÃO

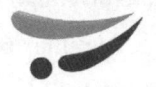

Na primeira vez que fiz amor, lembro-me de ter sido dominada pela decepção, sobretudo porque eu havia esperado tanto por aquele momento e considerava muito especial aquela ocasião. Disse a mim mesma: "Tanta coisa por isso? Com certeza, deve haver algo mais!".

Desde aquela primeira experiência, mesmo tendo conseguido estabelecer o que poderia ser chamado de vida sexual saudável, sempre tive a sensação latente de que deveria haver algo mais no sexo — sobretudo por estar cercado de tantos tabus, e por haver tantas regras para o comportamento sexual. Sempre achava o sexo prazeroso, mas de algum modo ele nunca me tocava de forma profunda. Tampouco me absorvia ou me envolvia tanto quanto eu desejava.

Quando me dei conta de que, embora eu fizesse amor com frequência, ainda não compreendia de fato o funcionamento da energia sexual, decidi explorar com profundidade o misterioso teor do sexo. O que me motivou nessa exploração, e me fez prosseguir quando desanimava, era o fato de haver em minha vida alguns momentos de amor, aqui e ali, que realmente eram muito diferentes do restante. Nesses instantes, o tempo parecia parar, tornar--se elástico, e o espaço a meu redor abria-se para revelar uma nova dimensão de percepções sensoriais. Era como se, de repente, eu estivesse viva de fato e uma inteligência interna assumisse o controle do meu corpo. Eu não sabia como e por que isso acontecia, mas tais momentos me davam a esperança de que havia algo fundamental no sexo que eu ainda iria descobrir.

Hoje, sei que não estou sozinha. Ao longo de todos os meus anos de trabalho com casais, tenho conhecido muita gente que enfrenta uma decepção semelhante à minha e que faz o mesmo tipo de questionamento. Como eu, essas pessoas sentem-se presas em um ciclo que se repete sempre que fazem amor e que raramente envolve algo criativo ou novo. Por fim, o desinteresse e o tédio se instalam. Algumas pessoas apelam para roupas e vídeos sensuais, enquanto outras passam a trocar de parceiros com frequência, tentando manter o sexo interessante e excitante. A longo prazo, porém, tais recursos acabam não satisfazendo. Muitas vezes, embora o casal ainda se ame, a atração sexual termina e as pessoas deixam de expressar seu amor de forma física. Com o tempo, podem até decidir se separar. Apesar de tudo, continuamos nossa busca por essa expressão do amor movidos por um anseio profundo que raras vezes conseguimos satisfazer.

Depois de anos de profundos estudos, descobri que era a experiência do tantra, de *relaxar* na energia sexual em vez de fazer pressão sobre ela, que me permitia alcançar aquilo que sempre busquei, de forma intuitiva, ao longo da vida. Foi como encontrar uma série de chaves que abriam uma porta após a outra. Esta descoberta de segredos ancestrais sobre a energia sexual tocou o meu espírito, levando-me a uma inesperada paz interior.

Tive de aprender uma linguagem totalmente nova, que aos poucos tornou-se essencial para que eu alcançasse uma experiência inspiradora de sexo e de amor. Tal linguagem revelou-me um mundo novo, diferente, onde não há rotina sexual e reina a criatividade. Percebi que muitos dos meus conceitos sobre sexo dificultavam minha jornada e que, para aprender a nova linguagem, eu, primeiro, precisaria desaprender a anterior. Levei meses para avançar por entre os equívocos que recebi da sociedade até, por fim, encontrar um lugar de tranquilidade, livre da pressão do orgasmo, que até então eu pensava ser o único objetivo no sexo.

O verdadeiro desafio que os casais de hoje devem enfrentar é o de manter o amor sempre renovado e atual. Como intensificar esse amor e fazê-lo se expandir? Graças à forma única e inteligente como aborda o sexo, o tantra traz respostas cujo efeito é ampliar a intimidade e aprofundar o amor. Ao propor o relaxamento, o tantra reduz as tensões sexuais e surpreende ao proporcionar um aumento da alegria e da satisfação. É o que tanta gente almeja sem saber como alcançar.

Um amigo meu, certa vez, encontrou-se num dilema. Ele estava apaixonado por duas mulheres, muito confuso e angustiado, e tentava decidir qual delas escolher. Então, foi a uma terapeuta, que lhe perguntou: "Com quem você mais gosta de fazer amor?".

"Cathy", respondeu ele.

"Então, fique com a Cathy", foi o conselho dela.

Quando ele me contou essa história, eu estava presa num longo relacionamento no qual o sexo havia perdido a alegria e o brilho, então, não entendi a resposta da terapeuta. Hoje, entendo. Descobri que, sempre que o sexo é gratificante, as chances do amor e de uma vida conjugal feliz são maiores. A conexão sexual cria condições para a intimidade e a sinceridade, e para uma união plena de afeto. Por outro lado, se existe insatisfação no sexo, as sementes da discórdia são plantadas, e logo brotam ressentimentos, frustrações e medos; aos poucos, o amor e a conexão podem desaparecer, por vezes, terminando em separação.

Nossa falta de conhecimento em geral é tão séria que nos parece normal que os jovens precisem lidar sozinhos com a ignorância, tentando lidar com a energia sexual, que é a força natural da vida. Pagamos caro por experiências sexuais infelizes ou por noções erradas aprendidas na juventude; e carregamos essas impressões como lembranças confusas e mal resolvidas que nos afetam dia após dia. Sexo, amor e intimidade podem tornar-se um pesadelo permeado pela insegurança e pela falta de confiança. O tantra é uma arte ancestral, um antídoto para esse problema, uma reeducação sexual; é um tipo de educação que nossos pais, avós e bisavós nunca tiveram.

Com o tempo, o tantra me ensinou um novo jeito de fazer amor que não só tornou muito mais gratificante minha vida sexual como também fez com que minha experiência do amor, e portanto a vida em si, se tornasse mais significativa. Antes, era como se eu estivesse nadando em águas rasas sem saber qual seria meu papel nesta vida, o que fazer e como me comportar. Eu e meu companheiro adotamos os ensinamentos tântricos mergulhando nas águas profundas do sexo e do amor fortalecido que o tantra nos proporcionou, e minha vida ganhou uma nova perspectiva. Foi como se finalmente eu tivesse chegado em casa. Hoje, sou capaz de perceber que as raízes da verdadeira satisfação não estão fora de mim, mas *dentro*, e o sexo tornou-se o veículo que me permitiu entrar em contato com meu mundo interior, meu eu silencioso. Essa constatação me deu muito mais profundidade e substância do que minhas ambições e realizações jamais poderiam me dar.

O tantra nos faz lembrar de que o verdadeiro relaxamento deve começar com o sexo. Na maioria dos aspectos de nossa vida, porém, nós nos esquecemos da arte do relaxamento. O sexo, em particular, tornou-se fonte de ansiedade e estresse para a maioria de nós. Fomos condicionados pelas tensões e pelos inúmeros temores relacionados ao sexo, mas, assim que começamos a relaxar *durante* o ato sexual, descobrimos que boa parte de nossa ansiedade e nossa angústia é aliviada de forma natural. Quando relaxamos na energia sexual, produz-se um bem-estar interior que, ao irradiar-se, confere a mesma qualidade de relaxamento e tranquilidade amorosa a todos os outros aspectos de nossa vida. Explorando as possibilidades do sexo, adquirimos maior intimidade com nosso corpo e nossa sexualidade, e também com o corpo e a sexualidade de nosso par. Aceitamos, assim, a verdade pura e simples, sincera e aberta, de que o nu é sagrado. A partir daí brota uma confiança baseada no autoconhecimento. Por meio da experiência tântrica, podemos descobrir que aquilo com que sempre sonhamos é real: o amor e a felicidade podem ser uma realidade tangível para cada um de nós, e não um sonho impossível.

Duas fontes principais tornaram este sonho possível para mim. Meus anos de experiência e inspiração são baseados em duas fitas de áudio chamadas "Making Love" (fazendo amor) produzidas por Barry Long. Nessas gravações, ele apresenta uma visão revolucionária do homem e da mulher e uma perspectiva bem diferente do amor e do sexo. No início, em minha ignorância, fui orgulhosa demais para admitir que na verdade eu não sabia fazer amor. Voltei a esses ensinamentos cerca de cinco anos depois, período durante o qual achei que já havia esgotado a rotina do sexo. No entanto minha atitude havia mudado. Ouvi as fitas com gratidão, sabendo que, sem dúvida, eu tinha algo a aprender sobre amor e sexo. As informações profundas e detalhadas que Barry Long fornecia mudaram o curso de minha vida. Por meio de uma constante experimentação e seguindo orientações precisas, fui capaz de confrontar e desafiar meu condicionamento sexual. Esses conceitos fundamentais me permitiram descobrir uma nova "conexão genital". Permitiram-me, ainda, compreender e assimilar, de forma física, as palavras de meu mestre espiritual, Osho. Sua visão da espiritualidade por intermédio do sexo está entremeada a interpretações das escrituras tântricas ancestrais, originárias da Índia há milhares de anos. Tais palavras constituem até hoje um tesouro para a humanidade. Essas duas fontes representam o ensinamento tântrico em sua máxima expressão.

Este livro é uma tentativa de compartilhar informações práticas sobre o sexo que me levaram a uma revolução sutil e significativa em minha vida. Não é seu objetivo ser um tratado exaustivo sobre as origens do tantra ou sobre seus complexos aspectos esotéricos — traz apenas uma experiência pessoal. O material é apresentado em três seções: "As raízes" aborda o potencial divino do sexo e do amor; "As chaves do amor" traz sugestões práticas; e "A jornada" explora aspectos cruciais do sexo e da sexualidade. O sexo é em si um tema vasto, por isso, mesmo que eu tenha tentado apresentar as informações da forma mais direta possível, os diferentes tópicos naturalmente se conectam e fundem-se uns aos outros. A leitura reiterada de "As chaves do amor", junto a suas experiências pessoais, pode lhe trazer uma compreensão mais profunda do sexo, auxiliando suas explorações e fortalecendo sua percepção.

PARTE 1

AS RAÍZES

INSPIRAÇÃO

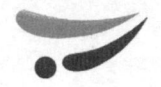

O corpo masculino e o corpo feminino são semelhantes, mas diferentes em muitos aspectos. E a diferença é sempre complementar. Tudo o que é positivo no corpo masculino é negativo no corpo feminino; e tudo o que é positivo no corpo feminino é negativo no corpo masculino. É por isso que, quando se encontram num orgasmo profundo, eles se tornam um único organismo. O positivo se une ao negativo, o negativo se une ao positivo, e ambos se tornam um — formando, assim, um círculo de eletricidade. É esse o motivo pelo qual existe tanta atração pelo sexo, tanto fascínio. Esse fascínio existe não porque o homem seja um pecador ou imoral, nem porque o mundo moderno tenha se tornado muito libidinoso; não se deve a filmes e literatura obscenos — ele está arraigado de forma muito profunda, cósmica. A atração existe porque tanto o homem quanto a mulher constituem a metade de um circuito, e há na existência uma tendência inerente a transcender tudo o que for incompleto e a tornar-se completo. Essa é uma das leis supremas — a tendência à completude. A natureza abomina o que é incompleto, qualquer tipo de incompletude. O homem é incompleto, a mulher é incompleta, e ambos só podem estar completos em uma ocasião — quando seus circuitos elétricos se tornam um, quando os dois se dissolvem. É por isso que as duas palavras mais importantes em todas as línguas são amor e prece. No amor, você se torna um com um único indivíduo; na prece, você se torna um com todo o cosmos. E amor e prece são semelhantes em tudo o que diz respeito a seu funcionamento interno.

Osho, *Vigyan Bhairav Tantra*, vol. 2, capítulo 27

1

UMA NOVA VISÃO DO SEXO

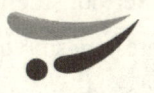

Todo mundo tem interesse por sexo. É o único tema que continua a despertar um fascínio eterno, quando não uma obsessão, através dos tempos. Nota-se de imediato quando o assunto de uma conversa é o sexo; as cabeças se aproximam e as vozes se tornam intensas, ainda que discretas, e a atmosfera fica mais densa. No entanto, quando uma pessoa tem medo do sexo, ou se envergonha dele e de sua natureza "animal", forma-se uma aura de distanciamento quase visível, como uma espécie de escudo invisível de tensão que a isola das outras pessoas. O fato é que o sexo, seja discutido ou ignorado, reprimido ou manifestado, desfrutado ou apenas aceito, constitui o aspecto mais significativo de nossas vidas.

O sexo está sempre em nossa mente. Constitui o tema central de nossos pensamentos e devaneios. Faz parte de nossa química, pois cada criatura senciente do planeta foi criada por intermédio do sexo, pela união de células masculinas e femininas. Começamos a reconhecer isso muito cedo, quando, na infância, acariciamos nossos genitais com um prazer inocente e reconfortante, e a sexualidade nos acompanha por toda a vida, em diversos estágios de desenvolvimento e expressão. A sexualidade é fonte de grande sofrimento e de imenso prazer, de bem-estar e de desconforto. Com frequência, determina nossa felicidade e nossa infelicidade, nosso êxtase e nossa agonia.

O simples ato de pintar as unhas do pé ou os lábios, ou de passar perfume ou uma colônia pós-barba, é um passo para a sedução. Isso fica bastante evidente hoje em dia, pois estamos o tempo todo expostos a imagens, palavras e filmes de conteúdo sexual. A mídia usa o sexo para vender produtos, para intimidar, para escandalizar, e as pessoas o usam para controlar, seduzir, dominar, abusar e abandonar. Nossa obsessão por moda e aparência tem grande conexão com o sexo. Ser considerado atraente por alguém nos faz sentir plenos de vida e confiantes, mesmo que a outra pessoa não nos pareça particularmente interessante. Se o desejo é mútuo e existe a possibilidade do amor, sentimo-nos felizes. Amar e ser amado é o que todos nós desejamos, e isso é algo que nada pode substituir. Quando amamos alguém, o sexo se torna um meio de comunicação fundamental.

O sexo também pode ser motivo de algum mal-entendido, de briga, violência, confusão, insatisfação e inquietude. Ouvi dizer que os homens pensam em sexo a cada três minutos, e as mulheres, a cada seis ou sete minutos. Sejam quais forem as estatísticas reais, o fato é que nós, como seres humanos, temos uma relação constante com o sexo, independentemente de aceitarmos isso ou não.

Energia sexual e força vital

Não há como controlar a energia sexual, pois ela é a própria força vital. Mesmo que em nossa mente, com frequência, tentemos distinguir a energia sexual de "outras" energias, a verdade é que tudo é uma única coisa. A energia é apenas energia, com uma capacidade inerente de mover-se, e essa força vital se expressa por meio do sexo ou da sobrevivência, na arte, no esporte ou em outras atividades físicas e intelectuais. Ainda que tentemos, somos incapazes de reprimir ou de ignorar essa energia, mas podemos aprender a canalizá-la de formas mais inteligentes e inspiradoras.

Por mais importante que seja o papel desempenhado pelo sexo, são raras as pessoas que descobrem como atingir plena satisfação física ou emocional por meio de sua prática. Uma pesquisa recente sobre o fenômeno do orgasmo revelou que uma pessoa com atividade sexual "média" experimenta vinte segundos de êxtase orgástico por semana, noventa segundos por mês e, portanto, dezoito minutos por ano.[1] Esse cálculo está baseado em um orgasmo que dura dez segundos, o que, aliás, já poderia ser considerado uma tremenda conquista! Assim, em cinquenta anos de atividade sexual, temos o privilégio de desfrutar o êxtase orgástico por aproximadamente quinze horas. É um dado assombroso (e angustiante) se levarmos em conta o número de vezes que fazemos amor e todo o tempo que gastamos sonhando ou sofrendo por conta disso!

É claro que o amor e o sexo não são satisfatórios para a maior parte das pessoas. O sexo não é a força orgástica, ingênua e espiritual que deveria ser, transportando-nos para um mundo de amor e de verdadeira paixão. Ele não nos satisfaz de forma plena, dando força para que enfrentemos cada dia com entusiasmo, nem tem o poder de ajudar-nos a superar as pressões e limitações do dia a dia. Entre homens e mulheres são comuns problemas sexuais como violência, frigidez, ambivalência, ejaculação precoce, impotência e desinteresse pelo sexo.

Sexo e inteligência

Para reverter a situação e encontrar a plena satisfação sexual que tanto desejamos, devemos trazer inteligência para a forma de encarar o sexo. Temos de começar a vê-lo de uma nova maneira, por uma perspectiva diferente. Devemos olhar para além da reprodução ou do prazer físico imediato e da gratificação. Essa nova visão pode nos proporcionar melhor compreensão da energia sexual e da forma como ela responde, permitindo-nos utilizar o sexo como uma constante criação do amor entre um homem e uma mulher. E a boa notícia é que o sexo é uma força extremamente saudável e revigorante, da qual podemos usufruir e a qual podemos usar para nosso bem-estar.

Em sua forma mais sublime, o sexo contém um elemento divino. Ele nos traz para o "aqui", para a divindade do momento presente, no qual nos

---

1. Margo Anand, *The Art of Sexual Ectasy*, p. 347 (citação de ESO, de Alan P. Brauer e Donna J. Brauer).

sentimos totalmente relaxados. Tudo está em seu perfeito lugar. É um êxtase biológico que emana da interação dinâmica de forças opostas, e é um alimento para o espírito. Infelizmente, muitos líderes religiosos acreditam que o sexo é um obstáculo no caminho que leva a Deus, por isso, defendem que seja evitado a qualquer custo, mesmo que passemos a noite toda sonhando com ele e o dia inteiro pensando nele de forma obsessiva.

Esse tipo de pensamento é um grande equívoco e uma perda terrível para a humanidade. Se limitamos o sexo à reprodução e à satisfação imediata, ignorando sua função espiritual sutil, nossa energia vital se dissipa, gerando efeitos negativos sobre a mente, o corpo e o espírito. Com o tantra, que traz um equilíbrio cósmico das energias masculina e feminina, *yin* e *yang*, positiva e negativa, dinâmica e receptiva, podemos enriquecer nossa vida com amor e espiritualidade, dentro e fora de nós, aprendendo a viver para além das meras limitações da biologia. O tantra oferece a oportunidade de voltarmos à nossa verdadeira natureza como homens e mulheres e de encontrarmos a linguagem espiritual do amor por meio do ato físico. Essa é uma imagem do sexo bem distinta daquela que herdamos. O tantra nos proporciona uma nova percepção e uma visão completamente diferente do sexo e de sua função.

As fases da energia sexual

Nos seres humanos, considera-se que a energia sexual percorre um caminho circular através do corpo, seguindo canais internos, com duas fases distintas.[2]

A primeira fase, o ímpeto inicial da energia sexual, começa no cérebro antes de fluir para baixo, rumo aos genitais *(veja a figura 1 na próxima página)*. Mais precisamente, a região hipotalâmico-pituitária e a glândula pineal, situadas no cérebro, secretam hormônios que controlam o sistema endócrino do corpo todo, incluindo as glândulas sexuais.

---

2. David e Ellen Ramsdale, *Sexual Energy Ecstasy*, p. 118-121.

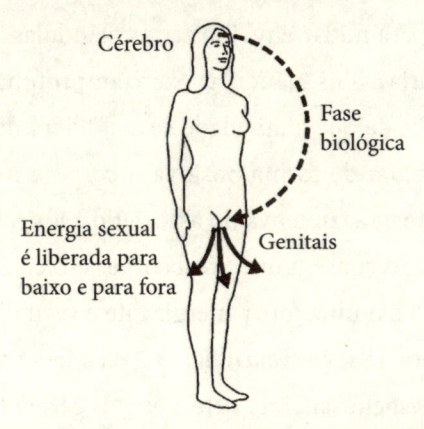

FIGURA 1. FASE BIOLÓGICA OU REPRODUTIVA DA ENERGIA SEXUAL

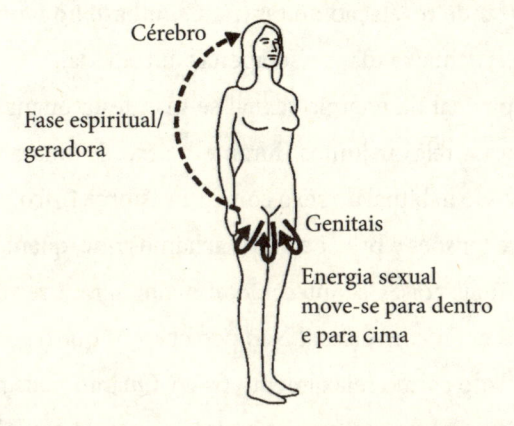

FIGURA 2. FASE ESPIRITUAL OU GERADORA DA ENERGIA SEXUAL

Esses hormônios mantêm o bem-estar sexual e promovem nossa eventual predisposição para a relação sexual. Esta é a primeira metade do círculo, *a metade descendente* — do cérebro para os genitais. É conhecida como a fase biológica ou reprodutiva da energia sexual, e é nela que invariavelmente liberamos a energia sexual gerada no sexo, por meio do orgasmo ou da ejaculação.

O segredo do tantra, e seu interesse principal, é tentar fazer com que a energia sexual permaneça no corpo, sem ser liberada no orgasmo ou na ejaculação. Se for retida, ela volta a circular pelo corpo, e desse modo desfrutamos plenamente nosso potencial orgástico. Na segunda metade do círculo, a fase *ascendente*, a energia sexual tem a chance de retornar a seu ponto de origem no cérebro para nutrir e revitalizar as glândulas "mestras" do corpo (a pineal e a pituitária). Tais glândulas exercem profunda influência sobre a saúde. De fato, sabe-se que a atividade sexual libera diversos fatores hormonais, os quais afetam de forma positiva o corpo e o comportamento, e desde tempos remotos o sexo tem sido associado à longevidade e à iluminação espiritual. Quando conseguimos reabsorver e reciclar a energia sexual, o sexo se transforma em uma força energizante e revitalizante. Esta é a fase espiritual ou geradora do sexo *(veja a figura 2 na página anterior)*, na qual os genitais são vistos respeitosamente como órgãos *geradores*. O acesso a essa segunda fase, na qual permitimos que a energia sexual se volte para dentro e para cima, é a grande revelação do tantra. Com base no tantra, o sexo pode ser usado para criar mais vida, e não apenas outra vida.

Essa fase espiritual da energia sexual se manifesta quando o homem e a mulher aprendem a relaxar juntos durante o sexo. É uma abordagem totalmente oposta à visão habitual do sexo como um esforço físico, como uma atividade que envolve tensões e pressões. Nós achamos que, quanto mais fizermos durante o sexo, mais coisas acontecerão, e maior será a recompensa obtida. Jamais pensamos em ir com calma! Não percebemos que o genuíno êxtase sexual vem lado a lado com o relaxamento físico. Quanto mais relaxamos, mais sentimos. De fato, o êxtase e a tensão são duas coisas diametralmente opostas; a tensão produz calor e agitação, e o êxtase surge a partir de uma sensação de frescor e de paz interior. A tensão restringe e contrai, o relaxamento liberta e expande. A tensão cria um pico, o relaxamento cria um vale. A tensão força uma liberação, enquanto o relaxamento permite a absorção.

O relaxamento constitui toda a ambientação do tantra. Isso significa que, quando relaxamos em nossa energia sexual, em vez de acumulá-la até chegar a um clímax e então liberá-la, o resultado final será mais energia vital e um amor mais intenso. Ao redirecionar a energia sexual por meio do relaxamento, podemos voltá-la para cima e para o interior, e ela será automaticamente reabsorvida pelo corpo para voltar a circular *(veja a figura 3)*. Para o tantra, essa etapa equivale a subir o primeiro degrau da escada interior do crescimento. Com o tempo, essa via energética negligenciada abre seu caminho através de nosso corpo, e percebemos tal fenômeno como uma corrente eletromagnética que se eleva a partir dos genitais, gerando a deliciosa sensação de iluminação dourada. Quando aprendemos a realizar a fase espiritual do sexo, em vez de, por ignorância, obstruí-la da forma costumeira, o ato de amor transforma-se em uma experiência sagrada, sublime e maravilhosa.

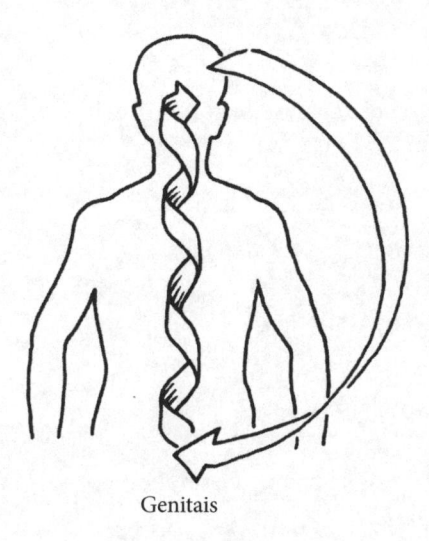

Genitais

Figura 3. Ciclo completo da energia sexual; energia sexual redirecionada espiralando através dos centros de energia

Pontos principais

- ❦ A energia sexual é a própria força vital que corre através de todos nós.

- ❦ Equilibrando nossas energias masculinas e femininas, podemos desfrutar de um relacionamento sexual saudável e revigorante.

- ❦ Podemos direcionar a energia sexual da forma habitual, para o orgasmo, ou podemos direcioná-la para nos proporcionar mais energia, mais amor.

- ❦ O sexo é transformado, de forma criativa, em uma experiência de fato inspiradora.

2

O CONDICIONAMENTO SEXUAL

Se o sexo é uma força natural tão poderosa, presente em todos os seres humanos, como pudemos perder o contato com seu potencial orgástico mais profundo? Como perdemos a capacidade de gerar amor? De permanecer apaixonados? Por que nos preocupamos tanto com o orgasmo? A resposta, simples, mas incômoda, é que, ao nos tornarmos mais civilizados, nos tornamos menos conscientes. Durante milhares de anos, aprofundou-se o desequilíbrio entre os homens e as mulheres. As pessoas passaram cada vez mais a se orientar para o tempo e os objetivos, condições que trazem uma deterioração do amor verdadeiro e do sexo inspirador.

Com o desenvolvimento tecnológico, tornamo-nos viciados no tempo, em realizações, em planos para o futuro e em atingir nossos objetivos, quaisquer que sejam. Quanto mais desenvolvido o país, mais importante torna-se o tempo, e as pessoas vivem com agendas apertadas e um compromisso após o outro. A pressão criada é tanta que não apenas perdemos a capacidade de amar como também chegamos a adoecer. No mundo moderno, o estresse é responsável por um número impressionante de enfermidades. O relaxamento e a tranquilidade interior tornaram-se tão estranhos em nosso modo de vida que, se não estamos "fazendo" algo, sentimo-nos inquietos e entediados. Ansiamos por ação, excitação, estímulo. É como se tivéssemos subvertido as regras da natureza. Viver de acordo com o relógio, e correndo contra ele, parece dar sentido a nossa vida, enquanto apenas "ser", estar sereno e tranquilo, causa-nos ansiedade.

Por que no sexo estamos tão orientados para o objetivo final?

Quantas vezes você já disse a seu par ou a si mesmo "Quero fazer amor, mas não tenho tempo"? Num certo sentido, isso é verdadeiro, porque o sexo gratificante requer tempo. Contudo, quando, por fim, conseguimos fazer amor, estamos sempre com pressa de chegar à parte final, ao orgasmo. Quando nos esforçamos para chegar lá, estamos indo além de nós mesmos. Não estamos de fato "aqui", e na verdade não estamos sequer junto à outra pessoa. Estamos quase usando um ao outro, e por trás de cada um de nossos movimentos e toques está a intenção de atingirmos nosso objetivo. O orgasmo passou a ser o único meio de obter satisfação, e acreditamos que o sexo não é sexo de verdade a menos que "gozemos", a menos que ocorram um clímax e uma liberação de energia. Em virtude desse processo, milhões de mulheres se tornam angustiadas e sofrem emocionalmente por não alcançar o tão ilusório orgasmo, e milhões de homens alimentam uma preocupação profunda por ejacularem muito antes do que desejariam, ou antes de satisfazerem sua parceira. Quando não "gozamos juntos", parece que falta algo, que falhamos ou que somos inadequados em termos sexuais.

Essa busca imperiosa pelo orgasmo opera de modo inconsciente dentro de nós, quase como um reflexo automático que parece não nos dar muita escolha a não ser seguirmos em frente até atingi-lo, como costumamos fazer. O desejo de alcançar o orgasmo é tão forte que parece instintivo, o que faz com que tenhamos ainda mais dificuldade para imaginar que pode haver outras formas de fazer amor! E assim nós nos repetimos no sexo, em busca de uma satisfação que parecemos nunca encontrar.

A tendência a nos orientarmos pelo objetivo final, e a pressa que ela imprime ao sexo, existe há séculos e, em conjunto com dogmas religiosos, levou a uma repressão intensa e constante de nossa energia sexual. Enfrentamos uma enorme quantidade de medos, inseguranças, ansiedades, tensões e pressões relacionados ao orgasmo e ao sexo, os quais atuam para manter nosso prazer, sem que percebamos, dentro de limites muito restritos e bem determinados. Desconhecemos alternativas quanto à forma de fazer amor, e a expressão de nossa energia sexual passou a estar sujeita a certas condições que nos forçam a seguir em modo automático uma rotina sexual específica: começamos *desta* forma e terminamos *daquela* forma. É um roteiro predeterminado. Infelizmente, tal mecanismo opera sem que sequer notemos sua existência, pois, se nossa mãe, nossa avó e nossa bisavó fizeram amor dessa forma, e para elas foi bom o bastante, por que não seria bom para mim? Era assim que eu pensava até começar a explorar o amor sob uma nova perspectiva.

Do fazer ao ser

O resultado disso é que, ao forçarmos a energia sexual para atingir um objetivo específico, perdemos a capacidade de descobrir de que modo os próprios genitais "fazem amor" e o que eles "querem fazer". Temos na mente uma ideia fixa do que queremos fazer. Assim, sem saber, perdemos nossa "inteligência genital orgânica", por isso hoje o sexo é muito mais uma função mental do que física. Esse condicionamento nos levou a uma abordagem sexual biológica e voltada para o exterior, a um bloqueio da energia sexual e a uma tensão corporal desmedida. Nosso hábito arraigado de comprimir a energia sexual e de forçá-la, de forma intencional, mas inconsciente, a seguir um caminho preestabelecido rumo a um objetivo final resultou em uma distorção crônica dessa energia que poderíamos chamar de efeito "saca-rolhas". As tensões físicas e emocionais resultantes de nossas experiências anteriores acumulam-se nos genitais, tornando-os tensos e muito menos sensíveis do que deveriam ser. O sexo, a partir daí, não vai além de um "fazer" mecânico e de uma função reprodutiva, e perdemos a capacidade de perceber os sublimes aspectos de "ser" da união sexual. Sabemos apenas como "fazer" amor, não como "ser" durante o amor.

Imagine uma flor que permanece em botão, fechada, limitada, sem jamais ter a chance de se abrir e expandir-se. Essa nossa condição é um estado crônico de tensão, em que o núcleo sexual curva-se e volta-se para dentro de si mesmo, de modo que a energia que naturalmente deveria expandir-se é impedida de se irradiar por todo o corpo. O sexo passa a limitar-se às sensações genitais locais, e nos tornamos incapazes de criar experiências extáticas mais elevadas. O direcionamento da energia sexual para o interior e para cima, preconizado pelo tantra, ocorre quando os corpos e os genitais relaxam, livres da obrigação do orgasmo, e essa energia se espalha pelo corpo, expandindo-se de uma forma deliciosa. Poucos de nós, porém, já tiveram essa experiência, pois ficamos tensos demais ao tentar controlar a força e a direção da energia sexual. Quando essa energia tem a liberdade de mover-se à vontade, o sexo transforma-se em uma mistura maravilhosa de paixão desenfreada e sóbrio silêncio.

Psicologia pessoal e programação

O núcleo sexual é a sede de nossa psicologia e de nossa personalidade, o local onde nossa programação ganha forma. Nossas primeiras impressões inconscientes sobre o sexo e a vida estão guardadas nesse lugar, influenciando nosso comportamento desde antes de começarmos a atividade sexual e prosseguindo pelo resto da vida. As impressões negativas, os séculos de equívocos sexuais, as frases, os olhares insinuam-se em nossos corpos enquanto somos ainda muito jovens. Desse modo, herdamos um condicionamento sexual que se instala em nosso corpo na forma de uma tensão física inquieta e nervosa. A tensão de nosso passado coletivo soma-se às tensões de nosso passado pessoal, tanto num nível consciente quanto no âmbito do inconsciente.

Excitação e tensão sexual

Assim que nosso nível de excitação sexual atinge um certo ponto, a tensão inconsciente que cada um de nós traz dentro de si é acionada, criando um desejo físico ardente, que por sua vez desencadeia um anseio profundo pelo orgasmo. Com esse tremendo afluxo de tensão, automaticamente nos afastamos do "aqui e agora" e nos lançamos em um esforço colossal rumo a um clímax artificial gerado pelo foco no futuro. Nesse momento, já não estamos mais presentes no ato sexual, pois partimos em busca de um resultado específico. Desse modo, a energia sexual deixa de ser uma força que energiza e impulsiona e passa a ser apenas um acúmulo prazeroso de tensão com o alívio correspondente. Contudo, raramente essa tensão sexual é totalmente descarregada do corpo. Em vez disso, permanece em forma de um desejo frustrado que se amplia com o passar do tempo, sempre buscando alívio. Nossos genitais ficam rijos e insensíveis, e nos tornamos emotivos, agitados, lascivos ou irritados. Quando a estimulação sexual desperta a tensão acumulada, esta perturba ainda mais a energia contida no núcleo sexual.

Em uma construção, se as fundações forem fracas, todas as estruturas acima delas vão carecer de força e sustentação. Do mesmo modo, os centros de energia situados nas porções superiores do corpo também carecem de vitalidade, nutrição e integridade. Assim, quando o ato de amor está dominado pela tensão de chegar ao orgasmo, o sistema que já tem uma base fraca entra em colapso. Essa pressão intensa sobre o frágil núcleo sexual vai automaticamente mobilizar todo o inconsciente coletivo relativo ao sexo. Quando a imensa massa de perversões e distúrbios psicológicos formada ao longo de milhares de anos chega até nós nos dias de hoje, toda a inocência e a espiritualidade do ato sexual acabam se perdendo. De fato, esse é um distúrbio psicológico que, embora se expresse em nosso corpo, na realidade, é um problema da mente.

A hora de relaxar

O tantra trabalha, de forma direta, a mente e a agitação da psique, ao devolver o equilíbrio de nossa natureza essencialmente sexual. O sexo é uma faceta do espírito. Assim como, atualmente, o coração e o espírito pouco têm a ver com o ato sexual, o ressurgimento recente do interesse em comportamentos e práticas sexuais ancestrais representa uma tentativa honesta de reverter a maré de ignorância sobre o tema. Quando trazemos inteligência para o sexo e desfrutamos da energia sexual de forma inocente, lúdica, até infantil, sem preocupações com o resultado final, começamos a romper os laços com nosso passado pessoal e coletivo e nos abrimos para um mundo de novas experiências.

Para começar, precisamos adotar uma atitude flexível com relação ao tempo, pois nosso tempo é o que nós fazemos dele. Quando o tempo é dinheiro, há uma pressão para sempre fazermos o máximo que pudermos. Quando, ao contrário, o tempo é cíclico, como na natureza, a paciência faz com que as pressões sejam substituídas pelo relaxamento. Algumas plantas esperam durante anos a chegada da chuva para poder florescer por algumas poucas horas. Você já passou pela experiência de perguntar-se como conseguiria fazer tudo de que precisava e, de repente, estava em um avião, voando para longe, com tudo resolvido? Se o tempo é o que fazemos dele, então, ele deve ser flexível, e talvez possa até ser detido. Na verdade, é o que acontece quando permanecemos no momento presente, e é por isso que o tantra pede uma abordagem amorosa, sem pressa. Quando não temos pressa e não nos preocupamos com a hora, tornamo-nos conscientes do momento presente e de toda a sua riqueza. Quando morei na Índia, percebi que lá o tempo não significava quase nada; na verdade, ninguém tinha a mínima preocupação com isso. Ontem, hoje, amanhã... não fazia muita diferença. É interessante que, em híndi, a mesma palavra, "*kal*", é usada para descrever o ontem e o amanhã! Essa atitude com relação à passagem do tempo confere a todo o país uma qualidade de extremo relaxamento, em que o "ser" importa mais que o "fazer". Certo dia, me aconteceu de estar em um trem superlotado que se deteve e permaneceu parado durante cinco horas, após uma viagem com a mesma duração e a apenas vinte minutos de nosso destino, sem nenhuma explicação quanto ao motivo ou à duração do atraso. Os passageiros ficaram simplesmente sentados em silêncio, sem reclamar ou fazer nada, numa aceitação imediata e serena. Os adultos, relaxados, conversavam entre si; as crianças brincavam e corriam pelo compartimento lotado muito à vontade; surgiram petiscos apimentados e, por fim, o trem voltou a andar. Não houve pânico ou protestos, pois ninguém tinha pressa de chegar ao destino em um horário determinado.

Depois de ter vivido durante anos na Índia, já de volta à Europa, fiz uma viagem de avião entre Frankfurt e Berlim, por uma companhia aérea alemã.

Um jovem empresário, sentado a meu lado, consultava o relógio sem parar porque a partida já estava um minuto atrasada! Quando decolamos, uns quinze minutos depois, ele estava furioso porque as circunstâncias da vida haviam alterado seus planos e ele chegaria alguns minutos atrasado a sua importantíssima reunião. Ele continuou agitado pelo resto da viagem, incapaz de desfrutar de um instante sequer de paz e relaxamento.

No mundo ocidental, objetivos, planos e horários governam nossa vida. De fato, atualmente, é quase chique estar ocupado, e com frequência nos mantemos ocupados para não termos de encarar inseguranças e ansiedades relacionadas ao amor e à intimidade. Quantas vezes não estivemos ocupados demais para fazer amor? E, então, quando encontramos algum tempo, já é tarde da noite, apenas quinze ou vinte minutos antes de dormir. Ou damos, como se diz, "uma rapidinha" de manhã bem cedo, antes de ir trabalhar. É desse modo que o tempo assume o controle do amor, trazendo consigo a premência de que algo *deve* acontecer, e logo! Em nosso desejo de obter rapidamente o prazer, partimos de imediato rumo ao orgasmo. O tantra, ao contrário, nos diz que o ato de amor requer tempo, muito e muito tempo, e nenhuma pressa. A energia sexual requer horas para alcançar o relaxamento, para germinar e florescer, para proporcionar os mais intensos prazeres de um ato plenamente gratificante. Quando nos permitimos essa oportunidade, obtemos experiências novas e inesperadas, nas quais a energia sexual se manifesta a cada vez de uma forma diferente. É impossível sentir tédio. Na verdade, nós mesmos criamos não apenas as diferentes experiências como também nossa capacidade de relaxar no momento presente.

Uma força curativa

Essa dimensão tântrica manifesta-se de forma natural e espontânea quando os parceiros estão relaxados, abertos e disponíveis um ao outro, talvez recém-apaixonados ou rodeados pela exuberância verde da natureza. Muitos de nós já tiveram a experiência mágica de viver um momento verdadeiramente paradisíaco. Lembro-me da ocasião em que aconteceu comigo na Índia, de forma espontânea, tarde da noite e durante uma forte chuva de monção. A chuva torrencial e o ribombar dos trovões davam-me a sensação de estar envolta por um casulo protetor, em meio a um violento turbilhão. Estava com meu companheiro de muitos anos em sua espaçosa cama de bambu quando, de repente, o tempo parou e passamos a nos mover como um só corpo, apaixonados e sem um objetivo, conscientemente absortos em um eterno momento presente. Eu me senti radiante, como se flutuasse repleta de amor e êxtase, durante horas, e não fazia ideia de como havia chegado ali.

Por meio do tantra, agora, posso chegar a essa misteriosa dimensão de forma consciente e por vontade própria, e não por um simples acidente ou por acaso. Muitos de nossos problemas, de nossas ansiedades e infelicidades e até mesmo muitas de nossas doenças têm origem em problemas sexuais. Quando conferimos à sexualidade seu justo valor, adicionando a ela a consciência da forma pretendida pela natureza e por Deus, descobrimos que o sexo é uma força espiritual curativa. O surpreendente, quando o fazemos, é que o interesse sexual não se extingue pouco a pouco, como costuma acontecer aos casais. Pelo contrário, a atração *aumenta*. A experiência sexual se torna mais e mais refinada com o passar do tempo, e os genitais aprendem a reagir um ao outro com uma nova "inteligência" extática.

O tantra, um direito inato de todos nós, afasta a escuridão e traz luz à vida.

Pontos principais

- ❦ As tensões de nosso condicionamento sexual bloqueiam nosso real potencial orgástico.
- ❦ Descubra a jornada do sexo e não pense no objetivo final.
- ❦ Uma abordagem de relaxamento cria a sensação de atemporalidade, de estar presente.
- ❦ Dessa forma, os órgãos sexuais redescobrem sua inteligência extática.

3

A POLARIDADE
E OS POLOS POSITIVOS DO AMOR

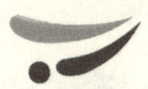

A mais importante intuição do tantra, na verdade, seu próprio fundamento, é que as energias masculina e feminina são forças iguais e opostas. Elas se atraem e se complementam, assim como o *yang* e o *yin*, o dinâmico e o receptivo, o positivo e o negativo (*veja a figura 4 na página 38*). Isso significa que, quando o homem e a mulher se juntam na união sexual, as bioenergias de seus corpos produzem uma experiência sexual extática, graças à interação entre as polaridades opostas. E isso acontece sem que seja necessário fazer coisa alguma. Com efeito, a jornada tântrica tem início quando fazemos contato e restabelecemos as polaridades masculina e feminina inerentes. A presença de polaridades opostas no homem e na mulher é fundamental, pois nos permite uma visão inédita do ato sexual.

As polaridades masculina e feminina

O condicionamento sexual obscureceu nossa polaridade natural, gerando um desequilíbrio entre homens e mulheres. Podemos imaginar os corpos como dois ímãs que têm a capacidade de criar um campo de atração magnética na presença um do outro. Nossos polos, que deveriam ser brilhantes e reluzentes para responder um ao outro de forma vibrante, estão, no entanto, cobertos de uma ferrugem e uma poeira que interferem no campo magnético e no fluxo energético entre eles. O condicionamento que nos impele ao orgasmo perturba a polaridade e a energia originais de nossos corpos e anuvia e obscurece as polaridades masculina e feminina. Em outras palavras, o esforço e a atividade que costumamos aplicar no ato de amor criam um calor como o do atrito, uma espécie de "sobrecarga" comparável à eletricidade estática, que perturba nossos genitais e impede que a energia sexual se expresse por meio da polaridade.

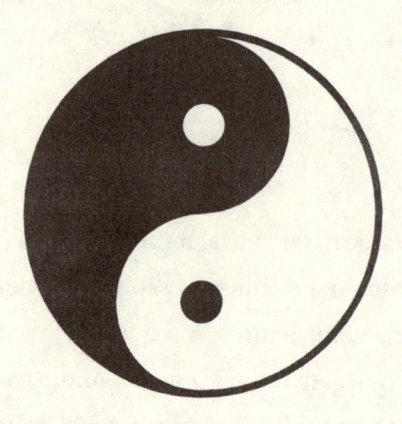

FIGURA 4. SÍMBOLO *YIN* E *YANG* DAS FORÇAS IGUAIS E OPOSTAS

Quando fazemos amor sem levar em conta as polaridades inerentes a nossos órgãos sexuais, estamos, sem querer, agindo contra nosso potencial sexual extático. Fazendo amor de modo *consciente,* somos capazes de livrar--nos dessa perturbação energética (isso é o descondicionamento), e, plenos de gratidão, os corpos aos poucos retornam a suas polaridades intrínsecas masculina e feminina. Os homens começam a sentir suas verdadeiras qualidades masculinas, e as mulheres, seus atributos femininos genuínos. Em geral, não nos apercebemos dessa perturbação em nossas polaridades porque estamos muito habituados, e por tanto tempo, a essa triste condição, mas o que se evidencia atualmente é que as mulheres estão cada vez mais duronas e masculinizadas, enquanto muitos homens estão mais agressivos e machões. Tanto homens quanto mulheres sofrem os efeitos dos distúrbios na energia sexual. É um desequilíbrio com o qual já nascemos, e que é acentuado desde a primeira vez que fazemos amor, a menos que tenhamos uma orientação contrária.

A reeducação sexual

Durante séculos, a orientação sexual tem sido quase nula. Quando pergunto a minhas clientes quanta informação sobre menstruação receberam quando meninas, a resposta é, quase sempre, "nenhuma". Sem explicação, muitas delas apenas receberam de antemão os "apetrechos" a serem usados, e nada mais. Embora a menstruação seja uma ocorrência mensal para a mulher, relacionada de forma inequívoca ao sexo e à reprodução, a orientação compartilhada é escassa ou nula. Como mãe ou pai, sinceramente, o que você sabe sobre sexualidade que poderia transmitir a seus filhos? A maioria dos homens e das mulheres não recebeu absolutamente nenhum esclarecimento em relação a esse aspecto que é tão importante em nossa vida. Eu estava nessa mesma situação e, quando decidi reeducar-me, precisei de muito tempo e dedicação para reconquistar a sensibilidade que nem sabia ter perdido. Precisei aprender a relaxar e "estar presente" ao fazer amor, em vez de tentar "fazer" e "ir" em busca do orgasmo.

O passo fundamental para mim foi ter reconhecido minha polaridade e passar a reforçá-la cada vez mais. Comecei a tentar descobrir como eu poderia tornar-me mais "negativa" e passiva, por assim dizer, mais disponível, receptiva, consciente; para minha surpresa, descobri que meu companheiro estava se tornando mais "positivo", dinâmico, vital, "presente". Não era o mesmo tipo de positividade que eu conhecera antes, quando o ato amoroso poderia ser descrito como um esforço linear e crescente para alcançar um clímax, um pico de energia. Na realidade, era quase o oposto, o inverso de um pico, uma espécie de descida. Tratava-se de algo novo e diferente, profundamente tocante, circular, extático, e muito gratificante. Se acaso eu recaía no padrão antigo, que envolvia alcançar um clímax e seguir a liberação, sentia-me frustrada, irritada, incompleta e distante de meu parceiro.

Aos poucos, esse novo "estilo" de fazer amor deu significado à minha vida, proporcionando-me uma qualidade espiritual que eu estivera buscando de outras formas. Era como se, depois de uma longa jornada por regiões selvagens, eu por fim me encontrasse diante de uma lareira acolhedora. Aos poucos, descobri que o amor se fortalecia por meio de um foco interior, e não de um foco exterior, e que o processo dependia muito mais de mim e de meu estado de consciência do que de meu parceiro. Assim, voltei a ter tudo em minhas mãos, e percebi que eu era a única responsável pela qualidade do amor em minha vida. Quando fazia amor de forma consciente, sentia que era muito mais fácil amar e ser amada.

O amor em um campo magnético

A energia masculina representa o positivo, e a energia feminina representa o negativo, e ambas são contrapartes em um único fenômeno. Cada metade sozinha é incompleta; uma existe apenas por causa da outra. Contudo, é importante compreender que cada uma das polaridades, seja a negativa ou a positiva, contém seu polo oposto e complementar que lhe confere equilíbrio (veja a figura 4). O homem, sendo essencialmente positivo, tem também um polo negativo interior (uma mulher interior), e a mulher, essencialmente negativa, contém um polo positivo interior (um homem interior).

Desse modo, ambos são independentes um do outro, uma unidade em si, cada qual com sua positividade ou negatividade interior. Cada corpo, portanto, tem o potencial de criar energia e fazê-la circular dentro de si. O corpo masculino carrega o polo positivo nos genitais e o polo negativo na área do peito e do coração. A mulher, em oposição natural, carrega o polo positivo nos seios e no coração, e o polo negativo nos genitais. Entre os dois polos forma-se um campo magnético, e a energia sexual pode correr e elevar-se numa espiral através do corpo. Esse campo magnético entre os dois polos opostos é chamado de "haste magnética" (*veja a figura 5 na página 41*).

Quando as duas "hastes magnéticas" se encontram, ocorre entre os corpos um forte campo magnético. Durante a união sexual que envolve os corpos por completo, os polos opostos se encontram, fechando-se um circuito "elétrico". A energia masculina flui do pênis para a vagina e então sobe até o coração da mulher. A energia feminina responde através dos seios, penetrando no coração do homem e correndo para baixo até o núcleo sexual dele. Cria-se uma unidade completa, e as bioenergias que circulam têm força suficiente para gerar uma luz bruxuleante. Uma vez fechado o circuito, a eletricidade vai e volta entre o homem e a mulher, com as fases ativa e passiva, o homem tornando-se mulher e a mulher tornando-se homem. Essa é uma bioeletricidade divina, muito anterior à invenção moderna, e o tantra define esse fenômeno como "círculo de luz" *(veja a figura 6)*. Esse efeito extraordinário da polaridade representa o potencial mais elevado da união entre homem e mulher, como uma força espiritual por meio da qual é possível penetrar nos mistérios da vida.

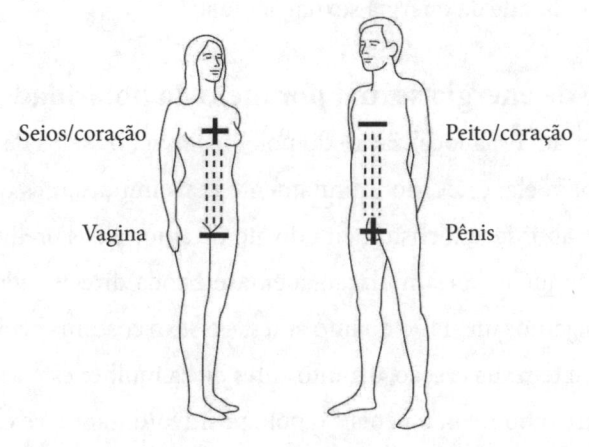

FIGURA 5. CORPOS MASCULINO E FEMININO MOSTRANDO AS POLARIDADES OPOSTAS EM SEU INTERIOR E A HASTE MAGNÉTICA

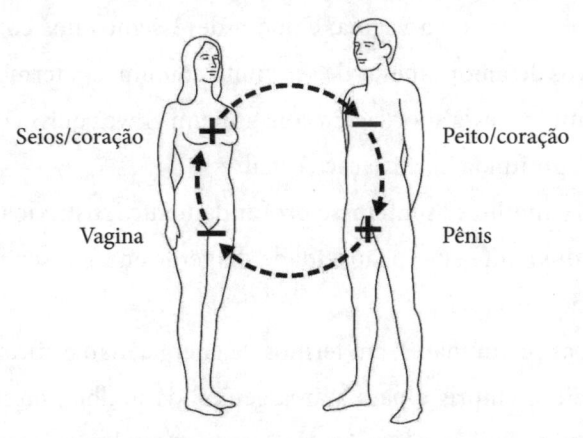

FIGURA 6. MOVIMENTO CIRCULAR DE ENERGIA ENTRE OS CORPOS, CRIANDO UM "CÍRCULO DE LUZ"

A informação sobre as polaridades deve ser aplicada de forma muito prática no ato de amor. Posto que, tal qual a eletricidade, a energia corporal flui do positivo para o negativo, são os polos positivos dos corpos do homem e da mulher que devem ser despertados para dar início ao movimento profundo da energia sexual. A importância desse procedimento fica evidente no fato de que o tantra denomina o pênis e os seios de "polos positivos do amor". O sêmen do homem e o leite da mulher são a fonte de toda a vida. Tratá-los como tal nas preliminares e durante o sexo faz grande diferença em termos da qualidade da energia sexual gerada.

A geração de energia sexual por meio da polaridade

Em termos práticos, a localização do polo positivo nos seios da mulher significa que, para ela, estes são infinitamente mais importantes que a vagina. Contudo, na abordagem costumeira do ato de amor e das preliminares, que consiste no toque e na estimulação, a ênfase é toda direcionada aos órgãos sexuais. Desejamos uni-los o quanto antes, e o sexo costuma acontecer assim que o homem tem sua ereção, e muito antes que a mulher esteja sexualmente desperta. Para o homem, o pênis é o polo positivo/dinâmico e está sempre a postos. Para a mulher, porém, a vagina é o polo passivo/negativo/receptivo, que não fica de prontidão o tempo todo. Nossa atenção se volta para os órgãos do amor, o pênis e a vagina, embora devêssemos nos concentrar nos polos positivos do amor. Apesar de ser muito comum, em termos da energia do corpo feminino, essa abordagem constitui um grave equívoco, que está na raiz de nossa profunda insatisfação sexual.

Homens e mulheres sentem-se profundamente frustrados (e, às vezes, até enfurecidos) ante sua incapacidade de gerar energia sexual por meio da polaridade.

Durante as preliminares, em termos de energia, não é eficaz voltar toda a atenção para o clitóris e para a área genital da mulher, mesmo que isso seja excitante. A mulher não vai atingir uma estimulação sexual profunda, porque seus genitais têm importância secundária em termos de polaridade interna. Para haver uma resposta de sua bioenergia, deve ser envolvido seu polo positivo, os seios e mamilos, e seu coração deve aquecer-se. O amor e a energia que se acumulam no polo positivo vibram e extravasam de forma natural, vertendo para a vagina calor, receptividade e desejo e, assim, despertando o polo passivo.

O órgão do amor não estará pronto enquanto o polo positivo não for incluído no processo. Esse despertar verdadeiro da vagina produz o que poderia ser descrito como um "potencial elétrico" entre o pênis e a vagina, quando, durante a penetração (ou em algum momento mais tarde), a energia masculina irrompe de repente no circuito como uma deliciosa corrente de força vital. Essa é uma experiência sexual totalmente diferente. Ao voltar para os seios as atenções amorosas antes da penetração, a mulher desenvolve a predisposição para o sexo tanto no âmbito físico quanto psicológico, e esse aspecto é bastante significativo. De imediato, o homem percebe que a mulher está presente, a seu lado, movendo-se com ele em uma sincronia rítmica. O homem, assim, terá uma sensação de unidade e de profunda aceitação física por parte de sua parceira; será desnecessário o esforço para que ele obtenha seu amor e para que ela o conceda. Esta é a verdadeira união sexual.

Fazer amor desse modo, empregando a polaridade, dá início ao processo de formação de um campo energético intenso entre os corpos e dentro deles. A bioeletricidade que flui no interior desse campo magnético segue um caminho em espiral; isso explica por que o movimento da famosa força da serpente — a energia *kundalini*, situada na base da coluna do homem — é sentido como o desenrolar vigoroso, espasmódico e ascendente de uma serpente. De forma complementar, a raiz da energia *kundalini* feminina não se situa na base da coluna, como se acredita erroneamente, mas nos seios. A razão disso é que a energia não pode surgir a partir de um centro negativo. Quando os seios e o coração da mulher entram em total ressonância, a serpente implode, desenrolando-se com elegância e abrindo seu caminho no interior do corpo. Graças à bioeletricidade, o ato do amor pode atingir níveis inusitados à medida que a energia estabelece conexões e vibra no âmago dos corpos e das almas. Quando a eletricidade corporal assume o controle, passamos a ser capazes de amar com paixão, e nos invade uma sensação atemporal em que cada momento é extático e orgástico, de uma forma que apenas em sonho poderíamos ter achado ser possível. A partir daí, os prazeres do amor se multiplicam, pois não há limites para a polaridade, apenas a possibilidade de uma iluminação cada vez maior.

O caminho para a união sexual extática

A técnica consiste em criar e controlar a polaridade, de modo a retornar às polaridades intrínsecas segundo as quais os homens se tornam mais masculinos e as mulheres se tornam mais femininas. Ser capaz de amar de fato uma mulher, e de satisfazê-la sexualmente, constitui o desejo mais profundo de um homem, e, ao realizá-lo, o homem passa a sentir-se mais equilibrado, maduro, responsável, amoroso e pleno de energia, adquirindo lucidez e uma real autoridade masculina. A mulher, ao receber e retribuir esse amor, passa a sentir-se inocente e suave, a fonte do amor e da criação, e aflora nela uma feminilidade delicada e perfumada. Entrar em equilíbrio por meio dessa polaridade interna cria harmonia, compreensão, respeito e apreciação mútua. O amor se torna uma realidade viva. Uma vez que aceitamos a polaridade, ocorre entre o pênis e a vagina uma atração natural, uma inteligência magnética orgânica, que se fortalece com o passar do tempo. O resultado desse processo é assombroso, pois precisamos nos esforçar cada vez menos ao fazer amor; o corpo se encarrega disso sozinho. De fato, quanto menos fizermos, e quanto mais nos permitirmos apenas ser, melhor será a experiência sexual.

O símbolo ancestral tântrico, o *Shivalingam*, que ainda hoje é encontrado por toda a Índia, representa o pênis, ou *lingham*, em geral, circundado pela vagina, ou *yoni*. Tais símbolos aparecem em uma grande variedade de formas interessantes, mas o *yoni* tem implicações muito mais profundas do que a mera representação do polo negativo feminino. Ele também simboliza um canal, um caminho para o coração, por meio do qual o homem pode atingir o positivo feminino, sua contraparte, unindo-se a ele. Na união sexual divina, o polo positivo masculino penetra o polo negativo feminino, eleva-se e, por fim, penetra no coração. Assim se estabelece uma espécie de sublime entrelaçamento, com o pênis sendo envolto e deliciosamente absorvido pelo coração. É um estado de puro êxtase!

PONTOS PRINCIPAIS

- ❦ O masculino e o feminino são forças que se atraem, assim como o positivo e o negativo.

- ❦ Essa polaridade é a fonte de nosso êxtase sexual.

- ❦ Todo corpo carrega dentro de si seu polo oposto, formando uma "haste magnética".

- ❦ Dois corpos em união criam um potente campo magnético no qual circula a bioenergia.

- ❦ Para que a energia sexual seja ativada, os seios de uma mulher devem receber amor e carinho.

4

A CONSCIÊNCIA
DO CORPO E DA MENTE

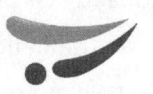

A arte do tantra, em sua definição mais simples, é a união do sexo e da meditação. É um encontro ao mesmo tempo físico e espiritual no qual dois extremos, aparentemente opostos, fundem-se em um só. Quando isso acontece, uma essência mágica se manifesta e temos a sensação de entrar em uma quarta dimensão, na qual se desperta o misterioso e envolvente "momento presente". Nesse reino esplendoroso, a beleza irradia-se aos nossos olhos, o coração fica pleno de amor e adquirimos uma nova percepção do ambiente, de nosso par e de nós mesmos. Sentimo-nos mais sensíveis e permeáveis, pois através de nós flui a energia fundamental do Universo, a vida em si.

No sexo convencional, não chegamos a atingir essa sensibilidade, essa plenitude, porque quase não percebemos o que acontece nem temos consciência disso. Nós o fazemos e pronto, muitas vezes, de modo mecânico ou por hábito, e talvez até o desfrutemos, mas em geral estamos desatentos naquele momento. No sexo consciente, tentamos permanecer atentos ao que acontece a cada instante, criando a oportunidade de viver uma experiência enriquecedora cada vez que fazemos amor. Isso acontece porque compreendemos a real natureza da energia sexual — que o estado consciente transforma o sexo em amor.

Uma meditação natural

Por tudo isso, o tantra nos convida a ficar atento, consciente de si durante o ato de amor. Não devemos nos distrair ou agir de forma mecânica, mas devemos voltar para dentro de nós a nossa atenção, ter consciência de nossos sentidos e de nossos sentimentos, estar "presente". Enquanto fazemos amor, uma meditação natural aflora. Para a maioria das pessoas, meditar significa estar a sós, sentar-se com o corpo ereto, imóvel e em silêncio, mas essa é apenas uma das formas de meditação. Os movimentos no sexo não precisam ser desordenados, eles podem ser tranquilos. Podem se dar ao redor de um núcleo de serenidade, como no balé, no *tai chi* ou na natação. Ao contrário do que se crê, a meditação pode facilmente surgir durante o ato sexual, pois o intenso prazer físico nos ajuda, e quase nos força, a viver o que está acontecendo no momento, no "presente". Essa consciência do momento atual cria a experiência do "aqui", do "estar presente", e dela surgem a paz interior e o relaxamento. Esse é o tão desejado estado meditativo. O simples fato de trazer a consciência para dentro do corpo, quer estejamos em movimento, quer estejamos imóveis, gera silêncio, intensidade e presença. O corpo pode mover-se e mudar de posição o quanto quiser, pode até voar, mas a consciência permanece sempre tranquila, imóvel e serena.

Desacelerar e não ter pressa durante o sexo, a fim de viver o presente, é a forma pela qual podemos desenvolver a consciência. Devemos parar para ouvir e prestar atenção nas sutis sensações que desabrocham a partir da concentração interior ou da imobilidade. Quando um casal continua a fazer amor dessa forma, relaxada, o tempo e a intimidade elevam a novos níveis a percepção sensorial e a sensibilidade. A experiência se torna cada vez mais prazerosa e extática. O sexo pode, assim, transformar-se em uma meditação profunda, na qual ocorre a comunhão física e espiritual entre duas pessoas.

Quando falamos sobre mudar nossa forma de fazer amor, vemos que a consciência está na base de tudo. A consciência é a chave para conduzir o sexo a níveis mais elevados. O primeiro passo para desenvolver a consciência consiste em prestar atenção constante em nossos corpos e tornar-nos cientes daquilo que fazemos e sentimos durante o ato de amor. Pouco a pouco, passamos a estar conscientes de cada movimento, cada gesto, cada respiração. Quando aprendemos a observar tudo o que acontece dentro de nosso corpo, e *permanecemos presentes,* o próprio ato sexual passa a ser nosso foco, o centro de nossa percepção. E o próprio fenômeno de *ser* esse ato e de observá-lo já o transforma.

Quando trazemos a consciência para o nosso corpo, somos surpreendidos pela descoberta de que ele é um mundo em si, em que muitas realidades distintas operam ao mesmo tempo. Há os batimentos do coração, a respiração que sobe e desce, e por todo o corpo sentimos vibrações, temos sensações de formigamento e calor, talvez até vislumbremos alguma luz. Se nos envolvemos demais com as formas externas a nós, com suas cores, seu conteúdo ou sua natureza, se nossa mente estiver ocupada com outra coisa ou alguém, nossa consciência será dispersa e ineficiente. Também o interesse pelo orgasmo ajuda a dispersar a consciência, porque focamos a atenção em um evento futuro, e com isso perdemos o precioso momento presente. Basta nos colocarmos um segundo adiante de nós mesmos para ficarmos de fato ausentes. Ao decidirmos mudar nossa habitual ausência durante o sexo, devemos substituí-la pela presença. Aprender a estar "aqui e agora" em nosso corpo requer uma imensa atenção.

O foco no momento presente

O sexo nos dá a oportunidade de exercitar e intensificar a consciência para literalmente criarmos o momento presente. Aprendemos a "ser" mais e a "fazer" menos. É a partir daí que emerge a experiência mágica do tantra. De repente, quando não temos um objetivo, somos invadidos por uma energia vital espontânea e desinibida. A atração natural entre o pênis e a vagina é tão intensa, tão cheia de vitalidade, que proporciona um acesso fácil ao momento presente.

Quando estamos caminhando, por exemplo, conseguimos nos perder facilmente em pensamentos porque o contato do pé com o chão através do calçado não é uma sensação muito inspiradora (embora possa ser, se quisermos). Da mesma forma, quando cozinhamos, a colher de pau em nossa mão não produz um prazer especial ou alguma emoção. É comum que a mente se volte para outras coisas. A intensidade da união sexual e sua natureza imensamente envolvente, por sua vez, tornam mais fácil permanecermos conscientes do impreciso momento presente, ao contrário do que acontece quando caminhamos, cozinhamos ou executamos alguma outra tarefa rotineira. Os prazeres do sexo consciente proporcionam uma experiência cuja própria natureza pode nos levar a nos concentrar no momento presente.

Esteja consciente de si mesmo

Para nos ajudar a permanecer no momento presente, o tantra pede que nossa atenção e nossa consciência estejam em nós mesmos. No sexo convencional, eu observava que, em geral, a atenção estava voltada sobretudo para a outra pessoa e para seu prazer. Como está sendo para ele? Eu me perguntava. Será que ele está gostando? Estou fazendo certo? É o suficiente ou é um exagero? Era como se ele fosse mais importante do que eu. Enquanto mantinha a atenção em meu companheiro, eu não sentia uma conexão real com meu corpo e com minha alma. Eu estava focada no que acontecia fora de mim, e era como se fizesse amor para satisfazer a outra pessoa.

O tantra me ensinou a trazer a atenção de volta a mim mesma, a esquecer meu companheiro e a conectar-me a princípio com minha própria energia. Aprendi a trazer a consciência para dentro e canalizá-la para baixo, a sentir meu abdome e minha respiração, a fazer amor por mim mesma, antes de me preocupar com meu parceiro. Pode parecer estranho, mas é o que faz toda a diferença! Dessa forma, afloram uma naturalidade e um relaxamento que geram uma atração e uma intimidade natural, e todas as inseguranças se dissolvem. Portanto, devo energizar meu corpo e unir-me a ele antes de juntar-me a outra pessoa. Quando me uno a meu companheiro, meu corpo tem uma sintonia interna, está vivo e esplendoroso, pronto para fazer amor. Com essa atitude de se colocar em primeiro plano, concentrando-se antes de tudo em seu interior, coisas maravilhosas podem acontecer durante o ato amoroso.

Esse aspecto passou a ficar claro para mim quando eu comecei a praticar e ensinar a arte da massoterapia. Como sempre senti muito prazer massageando pessoas, decidi que precisava ter alguma especialização; então, comecei a pesquisar e aprender novas técnicas, mais avançadas e sofisticadas. Para minha decepção, porém, descobri que o espírito e o prazer de aplicar massagens desapareciam quando eu tinha em mente um objetivo específico. Depois de algum tempo, decidi abandonar todas as técnicas refinadas que aprendera e retornei à magia da massagem mais simples, usando óleos, seguindo as curvas do corpo, deslizando ao longo da musculatura. Eu sentia as deliciosas texturas corporais, cada uma delas com sua história fascinante, enquanto buscava os nós musculares e os tendões rígidos. Esses eram os pontos cuja manipulação mais me dava prazer, e logo eu já nem pensava mais na forma como o fazia. Em vez disso, eu me concentrava totalmente naquilo que estava tocando. Que sensação transmitiam os tecidos que eu tocava? Quais pontos meus dedos mais gostavam de buscar? Do que eu gostaria mais de sentir se estivesse ali deitada? Quais pontos minhas mãos queriam tocar? E de que modo?

Comecei, assim, a esquecer a pessoa que eu massageava, concentrando-me apenas nos movimentos de meu próprio corpo, em minha respiração e meu relaxamento interno, e no que estava sob a pele que minhas mãos tocavam. Percebi que, quanto mais atenta estivesse a meu corpo e a minhas mãos, mais profundamente a outra pessoa relaxava, e de seu corpo emanava um silêncio quase vibrante. A massagem proporcionava um grande bem-estar à pessoa, deixando-a descansada, em paz e renovada. Ela perdia a noção do tempo, e a sessão de uma hora adquiria uma incorpórea eternidade. Quanto mais me concentrava em mim mesma e no momento presente, mais a outra pessoa relaxava e retornava a si. Lembro-me de ter me sentido culpada quando parei de pensar nos problemas físicos da pessoa durante uma sessão, mas, toda vez em que eu apenas me deliciava com o toque no corpo alheio, a pessoa se sentia melhor, e até mesmo mais rica espiritualmente. Hoje, ensino meus alunos de massagem a se concentrar em *si mesmos* e no inocente prazer do contato, a não se preocupar com a técnica e apenas colocar amor e consciência nas próprias mãos. A técnica tem importância, mas é mais importante ainda a pessoa que a usa.

O relaxamento interior

Da mesma forma, ao fazer amor, devemos nos colocar de novo no centro do palco, nos concentrar no interior de nosso corpo e nos familiarizar com ele, aprendendo a relaxar totalmente. Quando você relaxa, seu parceiro também fica mais relaxado, e vice-versa. Quanto mais relaxamos, mais envolvidos nos tornamos com o momento presente e, assim, a experiência sexual pode fluir de forma espontânea. A capacidade de voltarmos a atenção para dentro de nós, para a delicadeza dos genitais durante a união sexual, leva ao despertar da consciência no corpo. Este se converte em um templo, e o sexo se transforma em uma meditação divina.

Essa nova abordagem consiste essencialmente na transferência de atenção da mente para o corpo, por isso sugiro aos casais que esqueçam um do outro, de suas personalidades ou de seus problemas, e concentrem-se em seu mundo interior. Quando eu estava aprendendo essa técnica, ela funcionou muito bem para mim, fazendo minha mente recuar para um segundo plano e permitindo que meu corpo se tornasse a base para a criação de minha realidade interior. Considerando que a consciência amplia os sentidos e a sensualidade, e que o sexo é feito por meio do corpo físico, devemos aprender a expandir nossa consciência sensorial e suas percepções. O que está acontecendo com meu corpo? E onde? Lembre-se de que é uma questão de transferir sua atenção da parte exterior para o centro, do foco mental externo para o foco corporal interno. O que eu sinto, e onde? Que sensação me dá? Em que local exato sinto o despertar da vida em meu corpo? Onde está a luz dentro de mim? Costumo sugerir aos casais, no começo do *workshop*, que busquem no interior de seus corpos "um lugar que pareça ser seu lar, que pareça retornar a suas raízes".

Ao encontrar tal espaço, mantenha-se nele e relaxe. Dê-lhe uma certa cor, alguma luz; visualize-o tornando-se maior. Sinta-o como um lugar do corpo onde você pode encontrar refúgio e um pouco de paz. Pode ser a barriga, o coração, os genitais, a região lombar, qualquer lugar, menos a cabeça! Onde quer que ele esteja, mantenha nele sua consciência, e sinta-o com intensidade cada vez maior. Lembre-se, você pode *voltar para casa a qualquer momento*, sempre que descobrir que se afastou, e isso é algo que acontece muito, como você irá perceber! O tempo todo teremos de retornar a nosso espaço interior, deixando lá fora o espaço exterior. É como se tivéssemos que entrar em nossos corpos, criar o espaço interior e continuar a expandi-lo. Nas pessoas, o espaço exterior em geral é muito mais amplo do que o espaço interior, por isso temos de "forçar" os limites do espaço interior a se expandir mais e mais.

No começo do ato de amor, quando cada parceiro dedica tempo e atenção a seu próprio corpo *em primeiro lugar*, expandindo seu espaço interior, é como se o ar que preenche o espaço entre os dois corpos de fato ganhasse vida própria, assim como um campo magnético. Você se torna consciente da vitalidade que seu corpo irradia e se comunica com o corpo e a presença de seu parceiro.

A percepção ou a consciência interior do corpo é um fenômeno muito mais delicado do que o processo de pensamento. Quando a atenção é dominada pelo pensamento, fica difícil voltá-la para a vastidão interior do corpo e sentir o que está acontecendo nele. É difícil permanecer no corpo. Um dos motivos dessa dificuldade deriva da pressa que temos, no início do ato amoroso, de unir fisicamente nossos corpos. Limitamos aquilo que poderia ser uma longa e deliciosa troca a alguns escassos segundos, na tentativa de proporcionar prazer à outra pessoa. Como resultado, ambos são afastados da consciência e de casa. Em vez de sentirmos a nós mesmos, de voltar-nos para o interior e absorver o outro com ternura e simplicidade, esforçamo-nos mais para fazer algo a nosso parceiro, gerar um atrito, um toque, uma carícia. Cada um de nós se torna um "fazedor" humano e esquece como "ser" humano.

Deixe seu corpo ser seu guia

Para fazer um experimento com essa nova aproximação lenta, tente praticar o exercício apresentado a seguir.

EXERCÍCIO

Antes de começarem o ato de amor, deitem-se de lado na cama, de frente um para o outro, os corpos ligeiramente afastados e sem contato físico. Deixe de prestar atenção em seu par e concentre-se em seu próprio corpo. Feche os olhos por uns instantes e sinta como sua consciência muda do exterior para o interior. Você pode imaginar que está deslizando por sua coluna abaixo, passando de vértebra em vértebra, descendo pelas costas até a pelve e conectando-se com a energia que está na base do corpo e nas pernas. Fique assim pelo tempo que quiser. Isso traz vitalidade a seu corpo antes da união com o corpo de seu parceiro. Depois de alguns minutos, abram os olhos e olhem-se. Ao fazê-lo, mantenha a consciência em seu próprio corpo. Respire. Relaxe a mandíbula. Passados alguns instantes, mova-se bem devagar para a frente, aproximando-se de seu parceiro, com a atenção voltada para o interior de seu corpo. Abracem-se lentamente, quanto mais devagar melhor, começando por um encontro das pontas dos dedos, e permita que seja muito mais um "acontecer" do que um "fazer". Esteja profundamente consciente de cada parte de seu corpo, da pele, do calor, à medida que os corpos se encontram e se envolvem em um abraço. Se permanecer tempo suficiente nesse estado de "ser", perceberá que os corpos acabam sendo atraídos um para o outro como ímãs. Elimine qualquer tipo de intenção, permaneça na experiência de aproximar-se da pessoa que ama. Quando nós nos entregamos ao amor dessa forma lenta e suave, a consciência de nós mesmos e de nosso parceiro expande-se imensamente. As energias do nosso corpo também respondem de forma vibrante a essa abordagem tranquila e calma.

Você também pode tentar fazer esse exercício quando se reencontrarem, depois de terem ficado longe um do outro por um tempo. Antes de se abraçarem, detenham-se um pouco, fiquem imóveis por alguns segundos para interiorizar a consciência, e então instale-se com firmeza em seu corpo, nas pernas e nos pés. Avance da forma mais lenta possível, e comecem aos poucos a se abraçar. Permaneça relaxado(a), solte os ombros, não faça nenhum esforço físico desnecessário, respire. Mantenha a consciência em seu corpo, deixe que *os corpos* se encarreguem de se saudar, e permita que se fundam um ao outro.

Interiorizar a consciência dessa forma, em vez de projetá-la para fora, cria um ambiente mais sensível dentro do corpo. Você percebe que há locais em seu corpo que antes nem sabia que eram tão sensíveis, porque mantinha sua atenção voltada para outras coisas. Enquanto fazemos amor, nossa atenção, com frequência, está dominada pela ideia do orgasmo. Quando temos a possibilidade de estar presentes em nosso corpo, descobrimos uma nova dimensão, um incrível ambiente interior que explode em sensibilidade, como um espetáculo de fogos de artifício.

Desligue a mente

Quando desviamos a atenção das coisas que acontecem ao nosso redor e nos concentramos em nosso cerne, transformando uma expressão exterior em uma impressão interior, intensificamos a sensibilidade do corpo. O tantra faz com que retornemos da sexualidade para o sexo. De fato, o que experimentamos hoje é a sexualidade, em vez da verdadeira força do sexo, pois a mente passou a ser parte integral do ato sexual. Para retornar ao estado inocente e natural do sexo, temos de começar desconectando-o de nossa mente para dissociá-lo do pensamento.

Talvez a maior distração durante o sexo hoje em dia seja a incrível capacidade que a mente tem de fantasiar. Muita gente tem nas fantasias sexuais a força motora de sua vida sexual. Com frequência, durante o amor, nós nos entregamos à fantasia, perdendo a consciência do que acontece no presente. Nossa atenção não está no companheiro que temos no momento, mas, sim, voltada para a criação de um amante imaginário, ou de uma situação fictícia. Assim, não estamos vivendo de fato a verdade do corpo. Em vez disso, a mente usa a fantasia para estimular ou motivar o corpo. A fantasia sexual pode transformar-se num hábito, como se repetíssemos muitas vezes o mesmo programa.

Tenho certeza de que praticamente todos nós já usamos uma imagem sexual, real ou imaginária, para nos excitar e manter o interesse no ato sexual. Em geral, usamos a fantasia sexual para estimular o orgasmo, porque a imaginação nos ajuda a atingir o clímax. E ela funciona muito bem! Para conseguir resultados tão eficazes, e até mesmo imediatos, a mente, sem dúvida, deve ser uma ferramenta muito poderosa. Mas a fantasia sexual é, de todo modo, uma tremenda distração, pois nos leva para longe da realidade e da pessoa com quem estamos fazendo amor no momento presente.

O tantra, em toda a sua sabedoria, incorpora esse poder criativo da mente, redirecionando-o para o interior do corpo. A imaginação pode ser usada para estimular importantes fluxos de energia no corpo. Isso é possível porque, cedo ou tarde, a energia segue os caminhos criados pela imaginação; todos nós já tentamos isso, e sabemos que funciona. Assim, a imaginação pode ser usada no sexo como um instrumento positivo, em vez de uma distração. Por exemplo, se começamos a imaginar luzes e círculos de energia dentro do corpo, ou conexões energéticas entre os polos negativos e positivos (dentro e fora de nós), ou um fluxo de energia que corre entre um homem e uma mulher, ou uma mulher absorvendo uma luz dourada, ou a energia irradiando do coração e dos seios ou emanando do pênis, cedo ou tarde, começaremos a ter a sensação de que isso de fato está acontecendo. Podemos imaginar a energia como uma corrente dourada, ou mesmo como um lampejo de luz ou um raio. Para os homens, talvez esse método funcione com mais facilidade.

Um retorno à inocência

No início, pode ser algo imperceptível, mas sua consciência ajudará você a fazer com que a energia cresça e se expanda. Algumas pessoas "sentem a energia" com mais facilidade do que outras. Se você não tem essa sensibilidade, use sua imaginação; ela dá um suporte importante para o corpo. Onde quer que tenha uma sensação de movimento da energia dentro de si, a imaginação pode ajudar a intensificá-la. Dessa forma, usamos a mente para facilitar a circulação interna de energia, que com o tempo se tornará mais e mais dinâmica.

Na transição da sexualidade para o sexo, o retorno do sexo para a inocência do corpo, devemos nos lembrar de que o primeiro passo é ouvir os sons internos do corpo, e o segundo é ter consciência dos pensamentos. Mesmo que durante o ato sexual não façamos uso de fantasias, costumamos ter os mais estranhos pensamentos o tempo todo, e essa atividade mental é potencialmente prejudicial. Quando nos tornamos conscientes de nossos pensamentos, estimados em cerca de cinquenta mil por dia, nos surpreendemos ao descobrir tudo o que acontece dentro de nós. No início da minha vida sexual, quando o tipo de ato de amor que eu desejara estava de fato acontecendo, percebi horrorizada que minha mente divagava, e eu pensava sobre coisas tão banais como onde iria jantar! Percebi que era difícil ficar totalmente envolvida no sexo. Desde então, descobri que a energia sexual é tão sutil e sensível que mesmo um pensamento repentino e simples é capaz de perturbar seu fluxo magnético natural.

Um processo gradual

Trazer consciência a nosso processo de pensamento não significa que devemos parar de pensar. É impossível fazê-lo! Nós pensamos, e este é o problema! Não podemos agir diretamente sobre os pensamentos, mas podemos fazer isso de forma indireta. O mais importante é perceber que estamos pensando, que estamos sendo levados pela corrente de pensamentos, pois a mera consciência desse fato já nos remete de volta ao presente, e o fio dos pensamentos é interrompido. Para dissociar-se da mente, basta perceber que você estava pensando, e com isso você retornará ao presente. Não comece um diálogo interior culpando-se por estar ausente, apenas retorne de imediato ao presente e permaneça nele, na qualidade física e na sensibilidade da consciência do corpo, até perceber que está pensando de novo. Quando isso ocorrer, volte de imediato a seu corpo.

Esse é um processo contínuo, e seu aspecto mais notável é que você não precisa fazer nada mais além de estar consciente. O simples ato de observar seus pensamentos, de tornar-se consciente dos padrões físicos associados a eles, acarreta mudanças. A mente fica mais relaxada, mais satisfeita e em sintonia com o corpo, como se tivesse sido criada uma ponte.

Ao dar início à jornada tântrica, é importante que o casal compreenda que o processo será gradual. É um lento deslocamento da consciência, e não uma mudança súbita ou alguma técnica a ser usada. Não é algo que você deve fazer, mas que você deve *ser*. É um processo de refinamento constante, de criação de uma serenidade interior, que requer tempo. É importante que você não espere grandes mudanças ou resultados imediatos, pois nem sempre as coisas acontecem desse modo. A mudança efetiva é feita de inúmeras mudanças pequenas, às vezes, invisíveis, que se estabelecem profundamente no corpo. Preste atenção nas menores coisas, nas menos óbvias, que acontecem a você, perceba o que sente, onde sente e o prazer que essas sensações proporcionam. Essa consciência levada para o corpo e para o ato sexual começa a transformar você, tornando-se uma fonte de amor e nutrição para o corpo, a mente e o espírito.

Pontos principais

- ❦ Ter consciência da mente e do corpo transforma em amor a experiência sexual.

- ❦ Traga sua consciência do exterior para o interior.

- ❦ O ponto focal cria um "lar" dentro do corpo.

- ❦ Desafie a mente ao experimentar de forma consciente as sensações do corpo.

- ❦ Use o poder da imaginação para ampliar e expandir o movimento de energia.

5

O RETORNO À INOCÊNCIA:
AS CHAVES DO AMOR

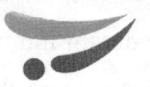

No sexo convencional, podemos comparar nossos corpos a uma flor aberta cujas pétalas desabrocham para fora, para o mundo. A energia é projetada para longe do centro, e cada um dos parceiros está concentrado no outro.

Aprendendo a viver por meio do corpo

No tantra, a flor é invertida de forma consciente, as pétalas são viradas para dentro, em direção ao centro, como se voltassem a formar um botão. A energia é projetada sobretudo para nosso interior. As chaves do amor nos ajudam a nos concentrar em nós mesmos, voltando-nos para nosso espaço interior, que devemos conscientemente criar e expandir. Elas ajudam a transferir nossa atenção da periferia para o centro, permitindo-nos focar e estabelecer a consciência no interior do corpo. Com isso, e usando o corpo como ponto de referência constante, poderemos cada vez mais permanecer no momento presente. De fato, o corpo é a única coisa que existe no momento presente, e, aprendendo a viver por meio dele, temos muito mais chance de viver com felicidade. Deixamos de lado os tortuosos processos da mente atormentada e torturada em favor do puro e divino prazer da carne.

A polaridade, teoria fundamental do tantra, segundo a qual os genitais geram energia própria, emerge espontaneamente quando fazemos amor de modo consciente, sobretudo se esse nosso amor consciente é praticado com frequência. Conhecendo a importância da polaridade e do envolvimento dos polos positivos (que podemos considerar como a chave do amor fundamental), podemos usar as chaves do amor para transformar nosso corpo em um instrumento que nos ancora no momento presente. Essas chaves nos guiarão na descoberta das diversas partes do corpo que nos permitem estar "aqui e agora", no momento presente.

As chaves do amor me ajudaram inúmeras vezes; passei a usá-las cada vez mais, e aos poucos tornei-me capaz de manter a consciência em meu próprio corpo e, desse modo, reconquistar a confiança em mim mesma. Como resultado de trazer a consciência para o ato de amor, antigas mágoas referentes ao sexo abandonaram meu corpo, a energia reprimida foi liberada e eu pude atingir uma frequência dessa prática mais elevada. Quando falei pela primeira vez sobre as chaves do amor para meu grupo experimental de ocidentais, na época em que eu morava na Índia, a rapidez incrível da resposta me impressionou. O amor estava no ar, brilhando nos olhos tanto dos homens quanto das mulheres! Aquilo que eu havia levado anos para desvendar e reestruturar dentro de mim mesma estava acontecendo em questão de dias. Era um milagre.

Foi uma experiência reconfortante para mim, que confirmou que nossos corpos reagem instintivamente de formas semelhantes. Desde então, trabalhando com casais, constatei que a resposta é a mesma, sejam adolescentes ou sexagenários, estejam juntos por uma semana ou há 32 anos. O amor floresce junto com a consciência. No entanto é preciso ter consciência também de que devemos usar as chaves do amor continuamente a fim de nos concentrarmos no "presente" e em nosso próprio corpo. É um processo que nunca termina. Ainda que, de início, a sensação proporcionada pelo uso das chaves possa ser encantadora, e o sexo se torne mais relaxado, leva um certo tempo para que o presente sexual se consolide de fato no corpo. Deve-se levar em conta que, depois de décadas agindo com base em fantasias e motivado pela recompensa sexual do orgasmo, pode não ocorrer uma mudança repentina, pois é preciso lentamente adotar uma forma nova de ser.

Abandonando os antigos padrões

Como casal, é importante perceber que a mudança na forma de fazer amor é uma arte, uma jornada, e não um evento momentâneo. É um processo constituído por pequenos passos, cujos efeitos podem, às vezes, ser transformadores. Quanto mais experimentos fizermos com as chaves do amor, mais oportunidades teremos de nos afastar de nossos padrões arraigados para viver o que acontece agora. É um exercício contínuo de retorno ao corpo. Às vezes, conseguimos, às vezes, não. Podemos ser arrebatados pelo desejo de atingir o orgasmo, e (por favor), nesse caso, vá em frente e aproveite ao máximo. Ao mesmo tempo, porém, esteja consciente do que está acontecendo e de que você fez uma escolha. Esse já é um passo importante, que traz consciência ao processo no qual estamos envolvidos. Com a prática, quando formos capazes de estar presentes no corpo durante o amor, não mais impelidos a *fazer*, mas felizes por *ser*, o corpo vai reconquistar sua sensibilidade e sua consciência intrínseca.

As chaves do amor fortalecem sua conexão com seu parceiro, fazendo surgir um novo tipo de intimidade. É como aprender uma nova linguagem construindo uma base sólida para o amor. A consciência estimulada pelas chaves do amor permite que você relaxe e tenha mais tempo para prestar atenção no que acontece no interior de seu corpo, em particular entre o pênis e a vagina. À medida que a sensibilidade dos genitais aumenta e a polaridade aos poucos se consolida, os polos positivos e negativos começam a responder um ao outro, vibrando de forma maravilhosa. O sexo retorna ao corpo e deixa de ter ligação com a mente.

Dedique algum tempo para criar a tranquilidade

O processo, porém, não é imediato. Quando você adota esse novo modo de perceber os genitais, no início, pode ter dificuldade para sentir alguma coisa, e talvez seja necessário fazer um certo esforço. Até este momento, sempre estivemos na dependência de muito movimento, do atrito, para vivermos nossa experiência sexual, mas agora estamos em busca de uma sensibilidade mais profunda do que essa sensação superficial. Estamos tendo acesso a uma camada mais sutil, vibrante e radiante, mais satisfatória. Nunca perderemos a capacidade de nos excitar, mas estamos indo além da intensidade inicial e da natureza avassaladora dessa excitação, quase como se passássemos por baixo dela. Precisamos desacelerar o corpo e a mente, gerando calma suficiente para sentir algo tão sutil que antes era quase imperceptível. Desenvolver semelhante grau de sensibilidade exige tempo e dedicação, mas vale a pena.

Quando começa a usar as chaves do amor, você se sente exposto, vulnerável, talvez um pouco hesitante. É natural, porque se trata de um retorno à inocência. É como voltar a um estado ingênuo e infantil, presente e despreocupado, como se estivéssemos fazendo amor pela primeira vez. É uma nova paisagem, com novas cores. Caso esteja se sentindo pouco à vontade, envergonhado ou um pouco tolo, está tudo bem rir. Muitas vezes, tive ataques de riso incontroláveis, e depois sempre me senti muito melhor, mais viva e mais relaxada. Se você se sente triste, permita que as lágrimas escorram, seja grato por elas, não contenha o choro. O riso e as lágrimas são uma liberação das tensões internas, e, quando se manifestam, você se torna capaz de relaxar em uma camada mais profunda e autêntica de si mesmo(a), requisito essencial para a intimidade e para uma prática amorosa gratificante.

Faça com que seja uma espécie de brincadeira em que somos sinceros, não uma coisa séria. E a diferença entre essas duas qualidades é imensa. A sinceridade vem do coração, enquanto a seriedade vem da mente. A sinceridade gosta de experimentar novidades e aprender, enquanto a seriedade gosta de receitas infalíveis. Brincar com as chaves do amor é um pouco parecido com descascar uma cebola. Sempre há mais uma camada para ser penetrada, mais um passo rumo ao interior e ao maravilhoso relaxamento no corpo. Quando você e seu parceiro se sentem à vontade e abertos à experimentação, de forma lúdica, mas decidida, o amor é capaz de penetrar fundo. Você vai descobrir que pode criá-lo por meio da consciência, que depende de você criá-lo, e que ele não é um vendaval descontrolado a fustigar você.

Explore e experimente

Para fazermos experimentações com o sexo, precisamos de uma nova atitude e uma abordagem amorosa. Como casal, devemos ser curiosos o suficiente para desafiar nossas tendências habituais durante o ato amoroso, e isso significa que provavelmente deixaremos de fazer coisas das quais até então gostávamos muito. Para a maioria de nós o sexo tornou-se uma busca muito mecânica pelo orgasmo — e muita gente admite que a excitação dessa busca é como um vício —, então, precisaremos ajudar um ao outro a fim de romper com tal aspecto mecânico do sexo, com esse hábito do "fazer". No entanto, se continuarmos pensando nos prazeres habituais que estamos perdendo, será difícil perceber aquilo que podemos ganhar. Muitas vezes, há um intervalo entre o que abandonamos e o que ganhamos, por isso precisamos de paciência e vontade para deixar para trás velhos costumes e uma disposição leve e sincera para nos prepararmos para os novos hábitos. Quando o casal decide se dedicar à exploração e a encarar o inesperado, é muito bom que os parceiros adotem atitudes semelhantes, pois isso permite a cooperação e possíveis descobertas.

Por exemplo, no auge do ardor sexual e da excitação, pode ser um desafio permanecer aberto à experimentação. Você pode, de repente, ter a ânsia incontrolável de atingir o orgasmo, e nesse momento nada vai parecer mais importante! Contudo, se o seu parceiro puder ajudar a trazer você de volta ao momento presente, você, de repente, poderá descobrir a possibilidade de relaxar, e, ao dar o tremendo passo de deixar passar essa ânsia compulsiva, o mistério do sexo começará a revelar-se diante de seus olhos. Desse modo, o apoio e a consciência de seu par são essenciais para o crescimento no amor, para trazer clareza à experiência sexual. Quando o casal faz amor com um espírito de cooperação, um ajuda o outro, e ambos ensinam e aprendem, descobrindo juntos o caminho do relaxamento no sexo. Não é possível fazê-lo sozinho. Quando um dos parceiros repetidamente compromete os esforços do outro, afastar-se dos aspectos sexuais inconscientes é quase impossível. Sem a disposição de ambos, será muito difícil explorar um novo terreno.

Desde o começo deve haver uma atitude de vulnerabilidade, o reconhecimento humilde de que vocês não sabem de fato fazer amor, mesmo que já o tenham feito milhares de vezes. Uma mulher com quem trabalhei apresentou-se dizendo que havia feito amor ao menos 3.500 vezes da mesma forma, e ela estava ali para descobrir se havia alguma outra coisa possível! Se um dos parceiros não está disposto a explorar novos territórios e a questionar os velhos padrões sexuais, isso pode levar à falta de vulnerabilidade. Se você acha que já sabe o que é necessário para fazer amor, e como funciona essa misteriosa energia, não haverá espaço para novas experiências, possivelmente mais refinadas e gratificantes. Pelo contrário, você deve estar disposto a reconhecer todos os seus sentimentos e a expor suas inseguranças e seus medos quanto ao sexo. Se você estiver apegado demais a seu modo de pensar, não conseguirá explorar todo o sublime potencial orgástico do sexo.

As regras devem ser banidas do quarto de dormir

Devemos nos lembrar de que absolutamente não há regras sobre como fazer amor. Usar as chaves do amor é mais uma questão de consciência. Por meio da consciência somos capazes de fazer descobertas e aprender, de ensinar a nós mesmos. Entretanto as regras nos são impostas, e cedo ou tarde nos levam à revolta. É uma tendência prejudicial da mente tornar fixas e rígidas as ideias, sobretudo quando nos sentimos inseguros por não saber o que acontecerá a seguir. Ser obrigado a fazer algo não é o mesmo que descobrir o valor disso por meio da experimentação. "Isto funciona para mim" é diferente de "eu preciso fazer". É mais comum que a mulher esteja disposta a seguir regras, por ser em geral o membro do casal fisicamente menos ativo, sendo mais fácil para ela, no início, fazer menos durante o sexo. Vi várias vezes a mulher impor regras e, irritada, apontar um dedo acusador para seu parceiro, em vez de assumir sua vulnerabilidade na situação. Ao sentir-se criticado, o homem vê uma ameaça a seu ego e reage revoltando-se ou negando-se a cooperar.

Quando surgem as inseguranças nessa nova rotina sexual, o tantra oferece sugestões em vez de regras. "Vamos tentar isto", podemos dizer a nós mesmos, e, ao fazê-lo, ganhamos uma experiência concreta e nos tornamos capazes de criar novas diretrizes e orientações. Somos duas pessoas que trabalham juntas, em equipe, como cientistas com uma curiosidade insaciável dissecando os equívocos de séculos. Paciência, amor, respeito e compreensão compõem os caminhos do tantra.

Escolhendo quais chaves do amor devemos testar

Na parte 2, as chaves do amor são abordadas em nove capítulos: os olhos, a respiração, a comunicação, a consciência genital, o toque, o relaxamento, a penetração suave, a penetração profunda e as posições de rotação. Cada uma delas nos ajuda a nos concentrar no momento presente por meio do corpo. Lendo cada capítulo, você perceberá que existem chaves dentro de chaves. Cada um dos capítulos apresenta uma série de sugestões práticas que podem ser adotadas no ato de amor. É muita coisa a ser assimilada, portanto, não ache que terá de usar sempre todas as chaves e que, assim, ficará sobrecarregado. À medida que ler, veja quais chaves o atraem mais, quais parecem ressoar, quais despertam sua curiosidade, e comece por elas. Quando se sentir seguro(a) com cada uma, pode passar para as outras. Ainda, depois de algum tempo de experimentações, pode ser que coisas que antes não lhe despertavam atenção passem a fazer mais sentido e você as compreenda melhor e fique mais interessado.

É uma dança sem igual, uma jornada, uma aventura. À medida que você a explora, sua experiência se aprofunda, assim como sua percepção. Ainda que você comece com apenas duas chaves do amor, por exemplo, manter contato visual e respirar de forma lenta e profunda, é bem provável que já sinta uma mudança de qualidade no modo como faz amor. Portanto, você não precisa pôr em prática tudo de uma vez; você pode escolher. Além disso, tenha em mente que este é um processo que requer tempo, pois trata-se de um redirecionamento da consciência, não de uma transformação repentina.

Lembro-me de um casal que, um ano depois de seu primeiro *workshop*, me contou ter experimentado muito com as chaves do amor, mas que ainda gostava de ter orgasmos. Com as chaves, eles aprenderam a ser mais presentes e amorosos e a prolongar o ato de amor, o que era maravilhoso, e então, apenas para arrematar, eles tinham um orgasmo, como se fosse a cereja do bolo, por assim dizer. Eles prosseguiram sua exploração, nesse meio-tempo participando de mais um *workshop*. Então, dois anos e meio depois de nosso encontro inicial, a mulher de repente me disse ao telefone: "Sabe, *nenhum* de nós está mais interessado no orgasmo! É inacreditável, porque costumava ser muito importante. Mas agora que fomos descobrindo aos poucos como estar presente, é muito melhor, mais relaxante… Orgasmo para quê? E estamos muito felizes, muito apaixonados!".

O mais bonito é que, uma vez que a consciência é trazida para o ato sexual, tem início um processo em que os velhos hábitos e padrões aos poucos vão desaparecendo sozinhos. Novas experiências acontecem e a consciência lança raízes. Assim, enquanto estiver fazendo amor, não tenha receio de tentar algumas das chaves. Tente uma ou duas e veja o que acontece. Se vocês formam um casal e querem experimentar, podem decidir juntos qual chave tentarão primeiro. Muitas vezes, o efeito sobre a energia sexual pode ser potencializado se ambos os parceiros usam as mesmas chaves do amor, como, por exemplo, combinando os polos positivos e a respiração, mas isso não é algo essencial.

Mesmo que você não decida de antemão, ou não tenha um parceiro fixo com quem experimentar, talvez sinta de repente a vontade de tentar algo novo. Você pode ter uma surpresa. Uma amiga minha não acreditou muito ao ouvir, em um *workshop*, que a chave do amor do relaxamento também se aplica aos músculos vaginais. Na hora, ela não disse nada, porém, mais tarde, enquanto experimentava com seu companheiro, ela se lembrou da sugestão e, dizendo a si mesma "tudo bem, vamos lá!", conscientemente, soltou essa musculatura. A vagina se alargou, abrindo-se, e o pênis de imediato mergulhou em suas profundezas, abrindo caminho e subindo, quase agradecendo tamanha delícia.

Ao escolher uma das chaves do amor, continue a manter a consciência em todo o corpo. Por exemplo, se você escolher voltar a atenção para seu polo positivo, não exagere ao concentrar-se no local. Não deixe que ele ofusque o resto do corpo e se torne uma fixação, criando tensão em seu corpo, em vez de um suave relaxamento. Se perceber que está pensando demais, relaxe o cérebro, imaginando que ele se abre como um leque. Percorra todo o corpo com sua consciência, descendo da cabeça até os dedos dos pés e depois subindo de novo, conectando as partes com o todo. Isso distribui e expande a energia sexual, transformando o corpo em uma unidade orgânica.

Como as chaves do amor podem ajudar a melhorar sua relação

Para nos ajudar a remover a espessa carapaça de nosso passado de ignorância e insensibilidade, o tantra sugere três modos de explorar nossa sexualidade para nós nos livrarmos do condicionamento e dos padrões sexuais inconscientes que afetam a qualidade do amor em nossa vida. As chaves do amor ajudarão você nessa tarefa. O primeiro modo é enfrentar o hábito de buscar o orgasmo e perceber que, nessa busca, estamos basicamente ausentes e olhando adiante, portanto, relativamente inconscientes. O segundo modo consiste em mudarmos nosso "fazer" para "ser". Perceba também que, mesmo quando não estamos interessados no orgasmo em si, ainda assim, sentimo-nos na obrigação de fazer algo para alcançar uma experiência sexual. O terceiro é recuperar nossa sensibilidade genital original (a inteligência magnética) por meio do relaxamento e da consciência do momento presente.

Esses três mecanismos se relacionam entre si. Quanto mais você enfrentar seus velhos padrões, mais rapidamente a sensibilidade genital será recuperada. Quanto mais consciência você colocar em sua inteligência genital intrínseca, mais fácil será alterar seus padrões. Alguns dias, você pode concentrar-se em um aspecto, outros dias, em outro, e em alguns momentos talvez você consiga se concentrar em todos eles. É uma reeducação sexual completa que pode ser adquirida por meio do ato de amor, e não por meio de uma compreensão mental. Quando relaxamos na energia sexual e aprendemos a estar presentes, deixam de existir as causas de boa parte dos antigos padrões emocionais, dos hábitos, das reações e dos problemas. O estímulo para a falta de consciência e a energia que tal estado consome retrocedem gradualmente ante a fulgurante consciência que permeia todo o corpo.

Pontos principais

- As chaves do amor fortalecem o vínculo com seu par.
- A curiosidade e o espírito de cooperação são pontos de partida fundamentais para a exploração.
- Expanda seu "espaço interior" por meio da sensibilidade corporal imediata.
- Deixe que sua experiência lhe ensine e o guie.
- A mudança de foco da consciência é um processo gradual de descoberta do êxtase sexual.

PARTE 2

AS CHAVES DO AMOR

6

OS OLHOS

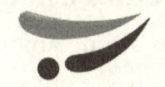

Os olhos são tremendamente sensuais. Muitas vezes, quando seu olhar se encontra com o olhar da outra pessoa, você sente a sexualidade agitar--se dentro de si. Se tiver a oportunidade de ficar deitado(a) ao lado de seu par, apenas com os olhos se encontrando, vai sentir que isso pode ser algo muito excitante e uma parte importante das preliminares. De fato, os olhos são canais poderosos para a energia sexual. Eles revelam nossa nudez e nossa inocência e nos expõem à realidade do momento presente, aju-dando-nos, assim, a ser autênticos. Com os olhos abertos, sabemos onde e com quem estamos.

Quando o canal dos olhos se abre, a troca sexual com seu parceiro torna-se mais dinâmica e plena de vida. Diz-se que 80% de nossa energia é projetada para o exterior por meio de nossos olhos, quando, na visão normal, olhamos através deles para fora de nós. É fácil perceber essa tensão nas pessoas como uma falta de alinhamento estrutural quando a cabeça e as orelhas se posicio-nam bem à frente dos ombros, de forma não natural. Os olhos, porém, têm a função de receber imagens, e somos capazes de enxergar sem fazer muito esforço. Simplesmente acontece. O olho absorve a imagem. Em consequência, perdemos ou deixamos escapar uma grande quantidade de energia pelos olhos apenas olhando. É algo que acontece em nossa vida diária enquanto exami-namos sem cessar o ambiente, observamos o que está acontecendo, as distra-ções interessantes, as novidades aqui e ali, sempre um passo à frente de nós mesmos. Nossos olhos estão mais relacionados à mente e a sua inquietude, e ao mesmo tempo não existe relação alguma entre nossa visão e as dimensões interiores do corpo.

Fazendo contato com os olhos e mantendo-o

Isso também ocorre durante o ato de amor. No início, quando comecei a manter os olhos abertos, olhando nos olhos do meu parceiro, eu me sentia pouco à vontade e um tanto envergonhada, tão exposta que me lembro de começar a rir de nervosismo e constrangimento. Eu me sentia completamente artificial. Poderia ter chorado diante da dolorosa revelação de que nunca havia de fato estado "presente" ou sido verdadeira. Havia me acostumado a amar de olhos fechados ou no escuro, sem estar realmente disponível ao meu companheiro no instante presente. Depois de algumas experiências, eu me acostumei, e os olhos abertos logo passaram a constituir uma conexão energética essencial comigo mesma e com meu amor. Sem ela, eu me sentia curiosamente ausente.

Em nossa sociedade, com frequência, relutamos em olhar alguém nos olhos. Ao conversarmos com os outros, desviamos o olhar para algum outro ponto, a boca, os sapatos da pessoa, o cabelo, um bebê. É raro sustentarmos o olhar um do outro por mais de alguns segundos. Chegamos até a considerar o contato visual como uma invasão de nossa privacidade, como um desafio e uma demonstração de poder ou de autoridade.

Ainda que manter contato visual durante o ato amoroso pareça desconfortável no início, encorajo você a insistir, porque há muito a ganhar. É uma partilha incrível de energia, e com frequência você sentirá dentro de si uma resposta sexual imediata. O contato visual também me ajudou a criar presença durante o amor, ao permitir-me reconhecer as máscaras de minha personalidade. Depois de, com risos e lágrimas, abrir caminho através delas, tive uma sensação de frescor, e pareceu reduzir-se a névoa que obscurecia o panorama à minha volta. Uma intimidade natural surgiu, um sentimento de proximidade, e a sensação de isolamento se dissipou. Então, passei a tentar receber meu parceiro através dos olhos, acolhendo-o dentro de meu corpo enquanto aprofundava meu relaxamento. Sempre que atingia um ponto em que os olhos abertos pareciam me impedir de manter a consciência em minha vagina, eu os fechava para obter um olhar interior profundo.

Ver e ser visto

Fazer contato visual é uma arte em si. Preferi começar permitindo a meus olhos o que poderia ser chamado de "visão suave". Assim, eu permitia que tudo entrasse através dos meus olhos, em um estado receptivo. Na visão normal, nós olhamos de dentro para fora, mas você pode conscientemente inverter esse fenômeno e tentar olhar de fora para dentro, como se o mundo olhasse dentro de você através de seus próprios olhos. Como janelas, eles estão simplesmente estáticos, abertos, receptivos. Os raios de Sol entram pela janela e iluminam a sala. O mundo penetra em você através de seus olhos. Você permite que tudo em sua visão entre em você por meio de seus olhos, e eles se tornam receptivos, suaves e convidativos. Quando seus olhos encontram os olhos de seu par, quando vocês se olham com suavidade e carinho, você está permitindo a si mesmo(a) ser visto(a). Esse contato, a consciência do imediato, o transporta ao momento presente, e você se torna alerta, fazendo amor com seu parceiro ancorado na experiência.

Há uma forma simples de praticar o olhar mesmo estando sozinho. Vá a algum parque e olhe para uma árvore. Não olhe apenas de relance, olhe-a de verdade. Aprecie as folhas, o verde, sua qualidade viva. Então, feche os olhos e relaxe por um instante. Quando voltar a abri-los, imagine que não está mais olhando para a árvore, mas que ela está *olhando para você*, e convide-a para dentro de si, através de seus olhos. Veja quão fundo você consegue permitir que a vitalidade da árvore entre em você. Absorva-a nas células de seu corpo. Agora, tente o mesmo com o vasto céu azul, com uma nuvem fofa, com um pôr de sol glorioso. Permita-se ser visto e penetrado pela natureza. Perceba como essa prática intensifica sua consciência, dissipa seus limites, aumenta seu senso de conexão com o resto do mundo.

Neste momento, com luz suficiente no quarto para conseguir enxergar, olhe com suavidade para um dos olhos de seu par. Escolha o olho com o qual você se sente mais natural e à vontade. Permita-se "ser" e ser visto(a). Receba a energia através de seus olhos, acolhendo-a em seu corpo. Convide seu parceiro para dentro de si através dos olhos. De fato, você está recebendo o refluxo de sua própria energia, e quando essa energia é invertida ela retorna para o coração, preenchendo-o e fazendo com que se expanda. Isso também ressoa no terceiro olho. Agora, dedique algum tempo ao outro olho. Perceba as diferentes qualidades do olho esquerdo e do direito, as cores e configurações que variam. Qual olho mais desafia você? Qual deles é mais suave? Qual deles desperta em você a resposta sexual? Contemple cada olho por algum tempo e aprenda a sentir-se à vontade com ambos. Não fique alternando entre um olho e outro, pois pode ser desconcertante para seu par. Talvez um de vocês esteja nervoso, por isso, ajudem-se a relaxar, talvez com toques ou carícias. É natural sentir-se inseguro nesse estágio. Faça o possível para dissipar qualquer sensação de pressão. Deem um ao outro a chance de fechar os olhos com tranquilidade e apenas respirar profundamente durante um tempo.

É importante não olhar fixamente o outro, pois isso cria uma sensação de estranheza, de distanciamento, não de proximidade ou contato. O objetivo não é examinar o outro, mas permitir que ele entre, e permitir que ele veja você. Ao olhar de forma fixa, você não mantém a presença por trás dos olhos; está apenas usando sua força de vontade. Pisque, seja natural, seja pessoal. Não se esforce demais, achando que precisa manter os olhos abertos o tempo todo. Você pode, inclusive, não achar prático manter os olhos abertos quando as posições do corpo dificultam o contato de seus olhos com os de seu parceiro.

Feche os olhos se for preciso

A orientação básica é *faça contato visual quando puder, e quando não puder, não faça*. Às vezes, é preciso realinhar-se consigo mesmo, com seu eixo, fechando os olhos e sentindo tudo o que acontece dentro do corpo. O importante não é manter os olhos abertos, mas usá-los como um meio de estar "aqui", mais disponível e presente. Esteja à vontade para fechá-los a qualquer momento, quando se sentir desconfortável ou com sono, ou quando precisar estar consigo mesmo(a) por alguns instantes. Quando escolher fechar os olhos desse modo, é importante comunicar isso a seu par, para que a pessoa não fique confusa, tentando imaginar "para onde você foi".

Lembre-se que usar os olhos é uma chave para ajudá-lo, não para criar problemas. Se mantê-los abertos faz você sentir-se tão constrangido que seu corpo parece estar a quilômetros de distância, é melhor fechá-los e sentir-se à vontade consigo mesmo. Quando você achar que está de novo bem presente em seu corpo, tente voltar a abri-los e veja como se sente. Se seus olhos arderem ou lacrimejarem, é sinal de que há neles um grande acúmulo de tensão. Não se preocupe! Isso vai passar assim que eles começarem a relaxar quanto à sensação de estar exposto. Faça sempre experimentações para descobrir o modo que melhor funciona para você. Mantenham seus rostos separados por uma distância que pareça confortável a ambos. Algumas pessoas têm dificuldade com o foco muito de perto. Expressar com sinceridade o que está bom para você e o que não está pode ajudá-lo a relaxar, permanecer presente e tornar-se consciente do que está acontecendo no momento.

Mantendo o espaço entre vocês

Descobri que ficar de frente para meu parceiro e fazer amor olhando para ele me ajudava muito a me manter presente. Pode parecer óbvio, pois com o contato visual estamos de frente um para o outro, mas é algo mais sutil do que isso. Permita que seus rostos permaneçam bem próximos, a centímetros de distância um do outro, e mantenha a consciência dessa proximidade entre seu rosto e o de seu par. Use essa consciência quando o contato visual não for possível e também quando precisar de uma pausa no contato visual. Os olhos podem cruzar o espaço entre os rostos, assimilando a pele, o queixo, as maçãs do rosto, as sobrancelhas, a testa, o perfil. Isso traz ao amor uma sensualidade incrível. Percebi que, em contraste, quando eu aconchegava meu rosto no pescoço, no ombro ou no peito de meu companheiro, ficava muito menos presente. A sensação era familiar e reconfortante, mas não era um desafio, era fácil para mim vaguear para longe. No instante em que eu recuava, alinhando a cabeça e a coluna, com meu rosto perto do rosto do meu parceiro, o efeito da retomada da consciência era maravilhoso, à medida que a presença se firmava. Descobri que, quando eu cruzava a linha média do corpo dele, inclinando-me para a frente, além de sua orelha, afastando meu rosto do rosto dele, ou virando meu rosto para um lado, eu perdia contato com o momento. Graças à familiaridade e às sensações associadas a uma certa forma de abraçar, é possível perder a presença simplesmente porque estamos acostumados àquele abraço. Use os olhos para transpor o espaço que os separa, trazendo uma sensualidade ampliada à medida que a consciência se infiltra no corpo.

Em vez de criar regras, dê a si mesmo tempo e espaço à vontade para experimentar com os olhos e para receber a sinceridade e a transparência de seu par. Veja o quão suave você pode se tornar e o quão profundamente consegue receber seu parceiro através de seus olhos. Olhe de volta para dentro de si e veja o quão longe consegue ir. Algum dia, haverá um momento em que uma porta vai se abrir e o núcleo sexual e os olhos irão se unir. É de tirar o fôlego!

Pontos principais

- Os olhos são as janelas da alma e um poderoso canal para a energia sexual.
- O contato visual intensifica a consciência do momento presente.
- A "visão suave" torna você receptivo, aberto, e traz intimidade.
- Feche os olhos às vezes; mantenha seu olhar voltado para o interior e para baixo.

7

A RESPIRAÇÃO

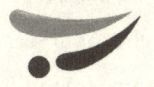

Lembre-se de respirar! Respire de forma profunda e lenta. Quando você aprende de verdade a apreciar a respiração, ela se torna absolutamente sublime. Ela traz sensualidade e sensibilidade ao corpo e nos faz viver o momento presente. Assim, a respiração pode ser usada de forma consciente como uma imensa contribuição para o ato amoroso e para as preliminares. Existem muitas terapias e métodos que sugerem técnicas específicas e especiais de respiração, sistemas a serem seguidos, centros de energia nos quais focar, pontos do corpo até os quais inspirar e expirar, mas, por minha experiência, posso afirmar que o melhor é manter a simplicidade, apenas lembrando de respirar. Quando eu tentava manter um determinado padrão de respiração, percebia que minha atenção se voltava para a entrada e a saída do ar. Ela estava concentrada no esforço de dominar a técnica de respiração enquanto as sensações de meu corpo e a experiência de receber e de absorver a respiração ficavam em segundo plano. Em vez de tentar controlar sua respiração, é muito melhor, como ponto de partida, apenas se manter consciente da respiração, da forma como ela se move naturalmente para dentro e para fora de você.

A respiração pode ser definida como uma ponte entre a mente e o corpo, e prestar atenção em seu ritmo constitui uma forma eficiente de ancorar-se no momento presente. Ela ajuda a fazer a transição do pensar para o sentir. Se você já teve a incrível experiência de absorver-se em sua respiração, deve ter percebido que estava desconectado de sua mente. Talvez possa dizer até que estava fora de si, que perdeu a razão, que foi invadido(a) pela energia vital e pela alegria da vida. O motivo é que a respiração nos liberta dos processos de pensamento ou do componente mental do sexo e nos conecta com a nossa energia vital essencial. Começamos a nos sentir mais sensíveis, sensuais e táteis ao fazer amor. Conectar-se com a respiração e absorvê-la de forma consciente nos permite chegar aos espaços entre as células e trazer ao corpo uma sensação de delicada permeabilidade.

A respiração e a vitalidade sexual

Quando somos crianças, o movimento natural de nossa respiração massageia nosso núcleo sexual. O fluxo fácil da respiração de um bebê cria uma onda que atravessa o baixo ventre e a área pélvica. Pulsando através do diafragma — o músculo elástico que separa o peito e o abdome —, essa onda empurra para baixo os órgãos e, assim, sua pulsação atinge o assoalho da pelve. Dessa forma, uma intrincada rede muscular compõe os órgãos genitais e atua como um segundo diafragma, que se expande a cada respiração e massageia continuamente o núcleo sexual. Quando ficamos mais velhos, nossas tensões, repressões, culpas e vergonhas associadas ao sexo, aos genitais ou à masturbação perturbam essa respiração infantil. Pouco a pouco, os limites da respiração se movem mais e mais para cima, até que ela deixa de alcançar os genitais ou, inclusive, o abdome. A maioria dos adultos respira apenas com a parte superior dos pulmões, limitando, assim, os benefícios da respiração. Essa tensão física faz com que, em vez de uma respiração profunda, adotemos um padrão superficial, em que o medo de ser vulnerável e receptivo atua como uma barreira. Os genitais se veem, então, privados da vitalidade e do estímulo proporcionados pelo fluxo descendente da respiração.

Daí a importância de reconectar respiração, abdome e genitais durante o ato de amor. O relaxamento de toda a parte frontal e média do corpo, desde a garganta, passando pelo coração e pelo plexo solar, descendo até o baixo ventre e os genitais, gera receptividade e vulnerabilidade. Há um contato imediato com o ambiente, a percepção dos misteriosos e penetrantes aromas noturnos, o canto inesperado e alegre das aves e o aconchegante frescor úmido de uma brisa matinal.

É surpreendente perceber como a maioria das pessoas perdeu o contato com a respiração. Respiramos sem a menor consciência do processo respiratório, ainda que nossa vida dependa dele. Na primeira sessão de massagem que fiz, minha terapeuta passou todo o tempo me lembrando que eu devia respirar. Foi irritante. Quando já não aguentava mais aquilo, dei um grito de raiva dizendo que odiava respirar. Assim, no início de minha jornada no tantra, eu não era uma grande fã da respiração. No entanto, quando comecei a mudar a forma como fazia amor, e trouxe a consciência à minha respiração, passei a respirar de forma lenta e profunda. Depois de uns meses, percebi que a restrição à respiração se atenuava e que ela chegava mais abaixo, mais perto do abdome e da pelve. A respiração parecia estar criando seu próprio caminho rumo aos genitais. Quanto mais consciência eu trazia à minha respiração, mais me agradava o ato de respirar. E quanto mais eu percebia a respiração como uma prazerosa massagem interna, mais eu queria respirar!

Toda e qualquer consciência que você puder trazer à sua respiração antes do amor fará uma enorme diferença. Pode ser apenas o ato de estar consciente do limite de sua respiração durante o banho, enquanto você se prepara para o ato de amor. Percebi que, quando esperava meu companheiro, eu ficava ocupada até o último minuto, para tornar a mim e a minha casa mais convidativas. Então, passei a reservar cinco ou dez minutos, antes da chegada dele, para me deitar e respirar de modo consciente, e dessa forma tornei-me muito mais capaz de recebê-lo plenamente calma. O ato de respirar trazia receptividade a meu corpo, uma feminilidade que criava uma atração incrível entre nós.

Respirando no amor

Antes de fazer amor, é ótimo passar algum tempo sentado, em silêncio, como na meditação, em que a consciência é voltada para dentro. Bastam dez ou quinze minutos. Esses instantes de calma lhe permitem conectar-se com seu corpo e se manter no momento presente. Enquanto estiver sentado(a), sozinho(a) ou com seu par, feche os olhos e volte a atenção para dentro e para baixo. Sinta a respiração, e respire em seu diafragma. Você também pode imaginar a respiração percorrendo uma rota circular em seu corpo, começando nos genitais e subindo pela coluna, passando por cima da cabeça e descendo pela frente até voltar aos genitais. Ao manter o foco na respiração, você energiza e sensibiliza seu ambiente interno, o qual ativa sua energia sexual quando tem início o ato de amor.

Durante o sexo, o fenômeno maravilhoso e vital da respiração intensifica a presença, o êxtase e o prazer. Respire de modo a poder ouvir sua própria respiração entrando e saindo. Isso facilita a atenção na respiração, e seu parceiro também poderá ouvir. Assim, a respiração passa a ser uma forma de comunicação do casal. Talvez, de forma espontânea, a respiração do casal entre no mesmo ritmo, se os parceiros estiverem inspirando e expirando juntos, em harmonia. Essa sensação é ótima, ao respirarem o sublime momento presente.

É possível passar a respirar junto desse modo, conscientemente; é o que chamamos de "respiração simultânea". Ouça a respiração de seu parceiro e ajuste seu ritmo ao dele, começando a inspirar e expirar junto. Permaneça relaxado(a) para criar conexão, e não tensão; isso despertará a energia sexual. O que quer que você tente com a respiração, é sempre importante não fazer *esforço*. Se começar a se preocupar com a inspiração ou a expiração, se começar a observar se está em sincronia ou não, você vai voltar à sua mente e perder a experiência da respiração em si. Lembre-se, o que importa é manter a consciência da respiração, não o ato de realizá-la.

Respirando como um só corpo

Durante o ato amoroso, pode surgir outra forma de respirar, que podemos chamar de "respiração sincronizada", na qual um parceiro inspira enquanto o outro expira. Essa forma de respiração se move em uma espécie de círculo e tem profunda influência sobre a energia sexual. Ela ocorre de forma muito natural quando o casal está profundamente ligado pela união sexual, penetrando fundo quando ambos formam um só corpo, ao respirar em total sincronia. Respirar intencionalmente desse modo requer, porém, um certo esforço mental, e pode afastá-lo da intimidade do momento. De todo modo, experimente essa respiração só para ver o que acontece. Faça-o de maneira lenta e profunda. Se desejar, depois de estabelecido o ritmo da respiração sincronizada, você pode reforçá-lo imaginando uma rota circular para as energias. O homem inspira através do coração e expira através do pênis. A mulher inspira através da vagina e expira através do coração. Imagine a respiração como uma luz dourada movendo-se em um círculo. Pode ser algo particularmente belo quando o casal está sentado junto e as pernas da mulher envolvem a pelve do homem. Esta troca íntima, em que o peito dele e os seios dela se encontram, intensifica a experiência de polaridade no interior dos corpos.

Embora respirar pelo nariz seja uma prática mais refinada, por afetar os centros meditativos e sutis do corpo, a respiração pela boca pode ajudar a manter a consciência no corpo de forma mais plena. Respirar pela boca afeta os núcleos inferiores do corpo e as emoções; portanto, fique à vontade para usar qualquer tipo de respiração que funcione melhor para você no momento. Se tiver dificuldade para "estar presente", talvez distraído(a) ou chateado(a) com alguma coisa, tente respirar pela boca, pois isso ajuda a eliminar as emoções que podem limitar a sensibilidade e a consciência. Caso você ou seu parceiro estejam engolindo muita saliva, saiba que isso costuma ser uma indicação de que alguma emoção está surgindo, pois o ato de engolir é uma tentativa inconsciente de reprimir as emoções. Se sentir a necessidade de engolir, tente relaxar e *não* engolir, permitindo que a energia reprimida se mova para cima e para fora. É preciso certo esforço para resistir ao reflexo de engolir, mas vale a pena. Talvez você descubra que por trás do ato reflexo há o riso ou algumas lágrimas, ou até uma forte tosse, e permitir essa expressão aprofunda o contato com sua energia sexual.

Brincando com a respiração

Se você for prestar atenção em sua respiração, será mais fácil começar com uma expiração. Expulse do peito todo o ar, forçando-o para fora. Mantenha os pulmões vazios por alguns segundos; então, relaxe, e o ar entrará com força para expandir seu peito, formando uma maravilhosa inspiração. Isso traz uma consciência imediata à respiração. A entrada súbita do ar permite sentir a vitalidade da respiração rapidamente e ajuda a conexão com o fluxo que entra e sai. Repita algumas vezes se desejar, e respire profunda e lentamente em um ritmo confortável e constante. Em geral, conforme nos excitamos durante o sexo e buscamos o orgasmo e a ejaculação, a respiração fica mais curta e rápida, de modo que respirar da forma oposta, profunda e lentamente, criará um ambiente relaxante para a energia sexual. O tantra diz que, quando os amantes mantêm uma respiração rítmica em uníssono, não ocorre a ejaculação. Se a respiração é rítmica, o corpo absorve a energia; ele não a joga fora.

Você também pode inspirar por meio de fungadelas, lentamente, como se estivesse farejando o ar. A respiração pode ser formada por breves inspirações até se tornar completa. Espere um instante e sinta a força revitalizante da respiração retida. Então, exale. As inspirações curtas sucessivas ajudam a intensificar a sensação da respiração entrando no corpo e também fazem voltar a consciência para o terceiro olho. Experimente e divirta-se. Imagine a respiração entrando em seu corpo, envolvendo cada célula. Intensifiquem a experiência olhando nos olhos um do outro enquanto respiram. Qualquer que seja a forma que você decida brincar com a respiração, faça com que seja algo criativo e interessante para si. Mas lembre-se sempre de sentir a respiração e continuar respirando até o limite dela. Respire para dentro dos pulmões, por entre as células; imagine o sangue absorvendo o oxigênio e lhe trazendo mais vida.

Quando você faz amor em meio ao mais profundo relaxamento, com a consciência unida à respiração, esta se torna mais leve, sutil e tranquila, e pode até mesmo interromper-se por um instante. Você respira, e a respiração seguinte não vem. Se isso ocorrer, não há nada errado; esse é um momento maravilhoso de silêncio. Não há energia fluindo para o exterior, de modo que a respiração não é necessária. Permaneça suspenso, envolto no abraço do não tempo, e apenas se mantenha nesse paraíso. A respiração retornará por si só, e a energia sexual receberá um estímulo inesperado, em uma onda ascendente, percorrendo num êxtase os canais internos do corpo. Você e seu parceiro amoroso vão se fundir com a própria força da vida.

Pontos principais

- A respiração tem muita influência na energia sexual.
- Respire de forma lenta e profunda enquanto faz amor.
- Conduza a respiração para baixo, através do diafragma, na direção dos genitais.
- A consciência da respiração cria a experiência do momento presente.

8
A COMUNICAÇÃO

Muitas vezes, alguns casais me procuram aflitos não porque o relacionamento sexual esteja difícil, mas porque a comunicação entre os parceiros é um desastre. Algumas pessoas sofrem por causa de incontáveis mal-entendidos e discussões. Eventos do passado, antigos desentendimentos e problemas o tempo todo perturbam o precioso momento presente. Eles contam que estão há dias ou semanas sem fazer amor porque permanecem ocupados o tempo todo, culpando um ao outro, tentando descobrir quem está certo e quem está errado, quem controla quem, e no fim acabam ambos exaustos. Enfim, adormecem nos braços um do outro, aliviados com a trégua, para depois despertar e recomeçar tudo.

Como expressar seus sentimentos

Algumas pessoas, de fato, têm uma facilidade natural para dizer na hora o que estão sentindo. Outras nem têm certeza do que sentem, muito menos no momento em que estão sentindo, e não conseguem partilhar seus sentimentos mais íntimos. Quando as emoções afloram, as palavras podem parecer inadequadas e, às vezes, sequer chegam a se formar. Saibam as pessoas se comunicar ou não, a maioria delas concorda que ser aberto e franco é algo delicado. Talvez a comunicação envolva dizer algo que pareça confrontar a pessoa amada, como, por exemplo, ao declarar que não apreciou uma forma de ser acariciado ou que não gostou do que foi dito em um momento em particular. A questão é: como nos comunicarmos sem ferir os sentimentos de nosso parceiro, sem parecer crítico ou controlador? É fácil magoar alguém ou ser magoado, pois no fundo todos nós somos inseguros em relação ao sexo. As defesas do ego podem facilmente se erguer como uma muralha entre as pessoas, criando distanciamento e discórdia, em vez de amor.

É essencial ser honesto e verdadeiro. A verdade tem um efeito libertador sobre nossa energia, inundando-nos com vitalidade. É preciso escolher as palavras com cuidado para comunicar-se e para não ofender o outro. Uma boa forma de começar é dizendo algo como "Eu sinto..." e prosseguir falando sobre si. Evite falar sobre a outra pessoa e sobre o que ela fez. Quando o toque de seu parceiro faz seu corpo retrair-se, é sinal de que há uma reação a experiências dolorosas relacionadas ao sexo que estão acumuladas, e não necessariamente têm a ver *apenas* com seu par atual. Talvez uma pequena parcela tenha a ver com ele, mas em geral a reação tem como causa alguma carga do passado. Provavelmente, não foi a primeira vez que tal reação ocorreu. Sendo assim, você precisa ter isso muito claro ao se comunicar e ter cuidado para não tentar se vingar de todos os que no passado lhe trataram mal (*veja os capítulos 22 e 23*). Por exemplo, muitas vezes, tentei agradar um homem usando nas preliminares alguma técnica que eu sabia que restringiria minha energia sexual em vez de expandi-la, mas isso nunca valeu a pena. Sempre que tentei agir contra a verdade do meu corpo, terminei me sentindo insatisfeita ou negligenciada. Ou, ainda, fazia amor com menos consciência do que gostaria, resultando na mesma insatisfação. Seria fácil culpar meu parceiro por não me satisfazer, por não fazer a coisa certa, enquanto a causa real era minha falta de honestidade e de integridade, meu medo de dizer com franqueza do que eu de fato gostava. Não era ele o culpado por minha infelicidade — era eu!

A comunicação é uma chave poderosa quando fazemos amor. Falando sobre o que está acontecendo com você *enquanto faz amor*, você se ancora em seu corpo e na experiência sexual, e traz para o primeiro plano as sensações interiores do corpo. Quando fazemos contato com a realidade por meio do corpo, criamos o momento presente. A comunicação ajuda na mudança da mente para o corpo, do pensar para o sentir, do fazer para o ser. Ao trazermos a atenção para a realidade interna do corpo, seus diferentes sentimentos e sensações, somos capazes de nos distanciar da mente inquieta, de seus pensamentos e suas emoções. Muitos de nós estamos tão presos a nossos pensamentos que temos pouquíssima consciência do corpo e de seu interior, por isso a comunicação é essencial. Partilhe com seu parceiro o que você sente *em seu corpo*, diga onde sente e em que situação. Fazendo isso, você vai se descobrir incrivelmente vivo(a), sensível e presente.

Partilhando seu momento presente

Infelizmente, é raro as pessoas conversarem entre si com sinceridade sobre o que estão sentindo, sobretudo enquanto fazem amor. Conversar resolve muitos problemas. De fato, alguns casais acabam percebendo que não estão se comunicando com honestidade no dia a dia, muito menos durante o ato de amor. Eles se dão conta de que estão sempre perdidos em planejamentos, em meio a alguma lembrança longínqua, vagos desejos para o futuro. Quando comecei a me comunicar com meu parceiro sobre o que estava sentindo durante o ato de amor, tive dificuldade para *falar em voz alta*, e no começo me senti resistente, mas logo descobri que essa resistência se devia ao meu medo de olhar para dentro de mim mesma. Eu temia ficar vulnerável e tinha receio do que ele poderia pensar de mim. Também tinha vergonha de expressar minha alegria, e receava dizer como estava feliz por ter aquele privilégio, por sentir nossos deliciosos odores corporais, ver a beleza brilhando nos olhos dele, sua pele sedosa, suave e macia, o amor que podia sentir emanando de seu pênis. Contudo, à medida que eu praticava, como acontece com quase tudo, mais fácil se tornava a nossa comunicação. Era um alívio falar abertamente. Partilhar minha verdade com meu companheiro liberava uma imensa energia, e meu corpo ganhava vitalidade. Aprendi sobre nossos genitais, nossos corpos, nossa sensibilidade e nossos prazeres, nossas dores e inseguranças. Partilhar o que está acontecendo no momento em que acontece cria intimidade e uma honestidade incondicional, que nos ajudam a permanecer em nossos corpos, ambos conscientes e presentes, enquanto o amor floresce.

Minha sugestão é que você diga a seu parceiro o que sente no corpo ou no coração, sempre que possível, sendo específico. Não esconda nada. Mantenham um lento diálogo enquanto fazem amor, contando um ao outro o que está se passando dentro de vocês, com pausas tranquilas entre suas falas. A ideia básica é que, partilhando o que estão sentindo no momento, possam ter uma ampla percepção do que está acontecendo. E isso muda por completo a qualidade da experiência, proporcionando-lhe vitalidade e consciência. Evite silêncios longos ou desconfortáveis, para evitar que vocês se distraiam. Use palavras para trazer a si e seu parceiro até o presente. Chamo isso de "partilhar o seu momento". Essa atitude estabelece uma base honesta entre vocês e proporciona mais liberdade. Não é preciso fazer confissões, mas, sim, usar palavras simples para articular sentimentos sinceros que derivam de seu corpo. A expressão aumenta sua consciência, intensifica a sensibilidade e, com isso, a energia do corpo se expande.

Sentimentos em seu corpo

Para mim, uma das coisas mais difíceis de admitir foi que, quando comecei a ser menos ativa fisicamente no sexo, deixei de ter outras sensações na vagina. Eu estava tão acostumada com os prazeres do atrito, do esfregar, que me tornei insensível à função extática mais refinada, à sensibilidade mais delicada. Eu me sentia morta por dentro, e foi horrível quando precisei confessar a meu companheiro que não conseguia sentir nem a mim mesma, muito menos senti-lo! Admitir isso foi muito triste; então, eu fui invadida por uma dor; tive um acesso de choro e, com essa liberação da energia retida, de forma repentina e inesperada, passei a sentir minha vagina mais viva, ela voltou a pulsar. Eu havia removido uma camada de medo e tensão que, sem que eu soubesse, revestia meu tecido vaginal. Eu estava viva, finalmente, então, disparei a rir! Nunca sinta vergonha demais a ponto de não admitir o que está acontecendo com você. Se você sente que há alguma vergonha o rodeando, é sinal de que existe algo que deve ser compartilhado.

Ao se comunicar e "partilhar seu momento" durante o amor, duas coisas importantes acontecem. Primeiro, vocês criam o presente por meio do corpo, uma nova base para uma experiência sexual, e passam a conhecer, de um novo ângulo, seus genitais (e um parceiro passa a conhecer melhor o outro). Em segundo lugar, vocês estabelecem um canal de comunicação entre o cérebro e seus genitais. Ao falar em voz alta o que está ocorrendo, o presente é trazido à consciência, é como se a parte do cérebro que controla o consciente pudesse "ouvir" suas palavras. Ao reforçar a verdade e tomar consciência da realidade, os genitais respondem de forma instantânea, com uma sensibilidade incrível, e mais consciência ainda. Dessa forma, você cria as bases de uma nova inteligência sexual.

Fale tudo

À medida que praticar, você vai descobrir uma forma de se comunicar com seu par, de modo a transmitir informações sobre como seu corpo responde e se abre. Somos todos semelhantes, mas também somos diferentes. Pode haver coisas de que você goste depois de já estar estimulado(a), mas, muitas vezes, um excesso de estímulo inicial pode levar a um ato amoroso excitado e orientado para o orgasmo. Ou, ainda, a estimulação pode reduzir sua sensibilidade. É importante irem devagar ao se aproximar um do outro. Dê-se um tempo para sentir seu próprio corpo e o corpo de seu parceiro. Pergunte do que ele gosta, e de que modo gosta de sentir. Diga tudo de forma simples e gentil, indique como e onde gostaria que ele lhe tocasse. Segure a mão da outra pessoa e a conduza, mostre o que funciona melhor com você. Fale tudo o que sente, de forma aberta. E, sem receios, quando não estiverem fazendo amor, falem sobre suas experiências durante o sexo, pois, além de ser um assunto delicioso, é algo que reforça muito a subjetividade e a intimidade.

Para praticar esse tipo de comunicação destinada a intensificar a consciência corporal e o momento presente, há um exercício simples que os parceiros podem realizar juntos.

Deitem-se confortavelmente e a uma certa distância, de frente um para o outro, e façam contato visual. Conecte-se a seu próprio corpo por alguns instantes e ao mesmo tempo esteja consciente da proximidade do corpo de seu par. Depois de alguns minutos, comece a falar, e na medida do possível concentre-se nas sensações *em seu corpo*. Identifique as variadas sensações ou percepções corporais e, então, fale sobre elas. Primeiro, deixe que a mulher fale o que sente em seu corpo. Pode ser o coração que bate forte, uma vibração no abdome, talvez um pensamento recorrente ou algum medo. Então, o homem pode dizer o que está acontecendo com ele, com seu corpo, seu pênis, sua respiração. Falem apenas sobre o que está acontecendo *agora* no coração ou no corpo. Não comecem a conversar sobre outras coisas e não façam muitas perguntas. Preste atenção no corpo e procure nele seu instante presente, e então descreva-o a seu par. Alternem-se falando, desse modo, por algum tempo, partilhando o instante presente de seus corpos. Sejam simples e diretos, sem longas pausas ou silêncios. As sensações corporais mudam o tempo todo, portanto, permaneçam cientes delas. Não tentem compreender ou analisar intelectualmente. Por exemplo, se seu par afirma sentir algum medo, não entre numa discussão sobre as causas. Isso fará com que você se afaste da intensidade do momento, da realidade. Continue apenas partilhando com seu par o que está sentindo, e diga onde. Seja específico e seja sincero, e não tente fingir que alguma coisa está acontecendo se não estiver. Não fale sobre algo que já se foi, ou que aconteceu da última vez. Permaneça no presente. Depois de algum tempo, você pode perceber sua energia corporal tornando-se mais dinâmica, e um sentimento de atração física pode surgir. Se vocês continuarem com esse tipo de conexão verbal tranquila, o ato de amor será o resultado espontâneo.

Liberando o medo e a tensão

Se você conseguir, é melhor partilhar suas emoções e seus sentimentos no momento em que estiverem de fato aflorando. Se você adiar, a intensidade energética e seu potencial oculto serão perdidos. Quando você deixa para falar depois, é como se fizesse um relato de coisas que aconteceram — apenas outra história, mas sem o vigor da vida incutida. Por exemplo, se você estiver se sentindo inseguro(a) e for capaz de dizer a seu par "estou com medo de relaxar, fico aterrorizado(a) ao pensar que nada vai acontecer", vai descobrir que a própria admissão desse medo de que nada aconteça no sexo pode ter um profundo efeito sobre sua tensão. Você pode começar a respirar rápido, com as lágrimas aflorando, sentir-se em pânico ou sentir dor, ao ser invadido(a) pela compreensão de que sempre teve medo. O medo sempre esteve lá, de forma inconsciente, é uma enorme tensão dentro de você. Mas você nunca percebeu antes porque estava sempre adiante de si mesmo, menos "aqui". Agora, com a consciência e a presença sendo trazidas para o ato sexual por meio da comunicação e de outras maneiras, o medo é liberado do sistema de energia no âmbito celular, na forma de uma toxina que, muitas vezes, gera um intenso odor corporal que é emitido em tais ocasiões. Na verdade, a intensidade dessa experiência transforma a realidade e, em última instância, é relaxante. Os medos aos poucos se dissipam, e em seu lugar nasce o amor. Deixar de falar sobre seu medo, porém, não vai gerar nenhum efeito transformador sobre você. Perdi muitas oportunidades de revelar-me a quem eu amava por ter decidido ceder ao medo de demonstrar meus sentimentos mais profundos. Contudo, logo, descobri que eu estava me negando a vida e a alegria, e que o medo de me expor gerava uma ilusão. Passei a me manifestar e assumir riscos, e isso me aproximou mais de mim mesma e de meu companheiro.

Quando ajo sem intenções e sou capaz de compartilhar o que de fato estou sentindo, todo o meu corpo e a minha respiração adquirem vida. Meu corpo reage à minha coragem e à verdade; ele vibra, pulsa, treme. Isso me faz sentir que estou viva e perceber que não sou de fato vulnerável a outra pessoa, mas, sim, a mim mesma. Toda vez em que tive a coragem de expor meus sentimentos ocultos, fui eu mesma que, então, expandi a minha consciência e me iluminei, não o meu parceiro. Certamente, ele foi tocado, e minha atitude também o ajudou a ser mais vulnerável, mas fui eu que me beneficiei. A cada exposição, parecia que eu removia uma camada, revelando a mim mesma. Por fim, compreendi que meu companheiro não é responsável por minha expansão, meu crescimento interior, meu amor-próprio. Na verdade, eu sou responsável por mim mesma, e tudo depende de mim. Minha vulnerabilidade e minha atitude me proporcionam vida e sensibilidade; não são os atos de meu parceiro que o fazem. Aprendi que, para ficar mais próxima dele, eu teria de me aproximar de mim mesma antes. Desse modo, podemos descobrir quanto amor estamos dispostos a deixar entrar em nossa vida. Quanto mais a máscara da personalidade for desafiada e dissipada, mais profunda será a experiência da união tântrica.

Os sons e o silêncio de seu corpo

Pode acontecer de estarmos tão imersos no silêncio e no esplendor do momento, na intensidade da sensação interior, que pareça virtualmente impossível emergir dessas profundezas bem-aventuradas para falar. Se isso acontecer, não é necessário forçar-se a encontrar palavras. Continue relaxado(a), sereno(a) e tranquilo(a). Há outras formas de utilizarmos nossa voz sem usarmos palavras. Os sons são ótimos durante o sexo, e você também pode usá-los para demonstrar seu prazer. Apenas tente evitar sons que venham da mente, e não do corpo. Durante o sexo, pode facilmente acontecer de emitirmos sons para agradar o outro, sons que fazem parecer que estamos gostando, sons que não são sexualmente verdadeiros. Um som realmente sexual transmite uma autenticidade profunda e atraente, e um som emitido através da mente, em geral, soa oco, vazio, artificial. Permita que os sons emanem de seu corpo para expressar seus sentimentos, o êxtase e a alegria. Procure fazer com que o som tenha ligação com o sentimento que existe dentro de você, para que você consiga vibrar através dele. É como se o sentimento em si emitisse o som, que vibra e é amplificado por seu intermédio. O som e o sexo estão interligados, como uma coisa só.

Pontos principais

🐛 A comunicação é fundamental; esteja consciente do que você diz e da forma como diz.

🐛 Compartilhe o que sente no corpo e no coração no momento em que o vivencia.

🐛 As palavras trazem consciência imediata aos corpos instantaneamente.

🐛 A comunicação proporciona novas informações sobre o seu parceiro, emite respostas do corpo, cria uma nova base para o amor.

🐛 Para aproximar-se do outro, você, primeiro, deve aproximar-se de si mesmo.

9

A CONSCIÊNCIA GENITAL

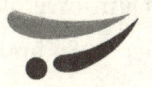

Ter consciência de sua região genital é como embrenhar-se dentro de si mesmo. No sexo normal, voltamos nossa atenção para fora, para os genitais, enquanto fazemos amor, mantendo-a assim de forma intensa para sentir-mos prazer sexual. No entanto, tendemos a não estar cientes do que de fato acontece conosco, e em geral estamos presos à ideia daquilo que imaginamos desejar, usando o pênis e a vagina para consegui-lo.

No tantra, o que fazemos não é exatamente concentrar-nos nos geni-tais, mas relaxá-los. Lembre-se, é uma abordagem tranquila, em que nada deve ser forçado ou tenso. Em vez disso, conduzimos nossa consciência para os genitais e passamos a obter uma sensação interior e uma percepção da existência deles. Esse foco interior coloca a atenção no ato sexual e, pouco a pouco, gera uma consciência do pênis ou da vagina. Pode ser um recurso útil imaginar um fogo ou um calor líquido que preenche a área pélvica, se dis-solvendo e suavizando os genitais. Nossa orientação se volta para dentro e, ao mantermos os genitais em nossa percepção, quase ouvindo-os enquanto fazemos amor, começamos a vê-los e a sentir que são eles que fazem amor, e não nós mesmos.

Desacelerando tudo

Desacelerar os movimentos durante o sexo naturalmente traz "consciên-cia genital", pois permite sentir a interação entre os genitais. A princípio, talvez pareça uma contradição, e você pode se perguntar como o pênis ou a vagina conseguem sentir alguma coisa sem o atrito ao qual se acostumaram. Desacelerar ou parar de mover-se pode parecer desestimulante, ou desconcertante. No entanto, à medida que desacelera, você passa a acessar a consciência genital e atingir um nível de prazer muito mais profundo, enquanto a sensibilidade aumenta. Se houver movimento demais, haverá também coisas demais acontecendo, impedindo que seja sentida a função genital mais sutil.

A primeira penetração cria o mundo no qual vocês farão amor juntos, por isso penetre o mais devagar que puder, demorando alguns minutos para sentir a maciez tão receptiva, a vagina abrindo-se e cedendo. Sinta por completo esse fenômeno glorioso, o penetrar e o ser penetrada. Não há nada que se compare! Então, mergulhe pouco a pouco nas profundezas acolhedoras. Isso pode durar alguns minutos. Ao chegar ao final, fique imóvel e espere. Depois de algum tempo, você pode querer sair e voltar a entrar, sempre devagar, ou apenas ficar ali sem se mover. Mergulhe na sensação de ser acolhido pela vagina. Visualize seu pênis como um gerador de energia amorosa e canalize essa energia para dentro de sua parceira. A partir dessa saudação inicial dos genitais, relaxada, lenta e consciente, a fluidez e a sensibilidade aumentam e o ato sexual também passa a fluir sem esforço. Quando não há "objetivos", cada momento torna-se um mundo de amor em si.

Quanto mais a mulher move sua pelve para a frente e para trás, menos sensível torna-se a vagina, e maior é a defesa que automaticamente se ergue dentro das paredes vaginais. À medida que a mulher se aproxima do orgasmo, sobretudo o orgasmo clitoriano, ela começa a se mover mais depressa, aumentando o atrito, e é então que começa afastar da vagina sua consciência. Se for boa observadora, ela pode perceber que toda a musculatura da vagina está contraída e tensa enquanto ela move a pelve para gerar prazer. Em suma, quanto mais contraído o ambiente, menos sensível e receptiva é a vagina. Nesse momento, quando a sensibilidade da vagina deveria ser máxima, os genitais femininos são incapazes de realmente absorver a energia do pênis.

Mantendo-se sensível

Quando nós mulheres interrompemos o movimento pélvico, podemos nos voltar para nosso interior e reeducar os músculos e as membranas da vagina, e, por meio deles, o pênis, para que se tornem mais suaves e sensíveis. Dessa forma, somos capazes de estabelecer uma consciência genital. Da primeira vez que tentamos fazê-lo, meu parceiro e eu nos perguntamos "Quão lento deve ser?". Enquanto eu relaxava e ele se movia um milímetro de cada vez, eu preparava minha vagina para sentir a penetração, a abertura, a entrega, a receptividade. Foi delicioso! Ele estava aprendendo a sentir a penetração, a divina e cálida sensação de acolhimento. Para o homem, no início, pode haver um certo dilema. Mover-se é um hábito adquirido a duras penas, que ele sempre considerou ser a fonte da satisfação sexual para sua parceira e para si próprio. Para alguns homens, é um hábito fácil de mudar, mas para outros não. É preciso praticar. Entretanto, quando o homem consegue desacelerar por um instante, se simplesmente consegue se manter dentro da vagina e relaxar no hiato do "não sentir", tudo isso pode ser magnífico. A sensibilidade perdida será recuperada, de forma lenta, mas segura. À medida que volta a atenção para outras percepções além do atrito, ele acaba sentindo como se estivesse entrando em um soquete elétrico, ou em um ambiente magnetizado. É fascinante!

Faça amor por você mesmo

O passo essencial para fixar sua consciência nos genitais é inverter o foco da atenção. Antes de tudo, mantenha o foco em si mesmo; em vez de projetá-lo para o exterior, de fazer amor para o seu par, você o traz para dentro e faz amor por si mesmo. Quando interiorizamos a energia, em vez de externá-la, ela flui para baixo, volta à base do corpo. Você pode imaginar sua energia descendo, vértebra por vértebra, rumo à pelve. De repente, podemos ver e sentir nossa coluna como uma estrada que está conectada aos genitais, fluindo para cima.

Ao trazer a consciência para a vagina, a maioria das mulheres percebe que inconscientemente a mantém contraída e tensionada durante o sexo. Muitas mulheres também apertam e enrijecem a vagina de forma consciente, achando que isso vai criar mais prazer para o homem. Atualmente, existem até exercícios para a vagina que as mulheres praticam para aumentar a agilidade e a força da musculatura. Isso decorre de um medo comum de que a vagina possa ficar frouxa demais, e até grande demais, talvez por ter-se alargado durante o parto, tornando-se, assim, menos interessante. Tanto a crença quanto o receio são equívocos surgidos por causa do uso do atrito para gerar prazer sexual.

No entanto, se os casais decidem experimentar com o tantra, é fundamental ter genitais perceptivos e conscientes. Recuperar a sensibilidade da vagina e do pênis em seu nível mais profundo leva um pouco de tempo, mas, se a mulher mantém sempre sua consciência na vagina, e se mantém relaxada, a receptividade aumenta e ocorre maior troca de energia. A sensação de acolhimento transmitida à vagina por meio da consciência aumenta a confiança e cria a base para o verdadeiro êxtase no sexo. Um ambiente sereno e consciente também prolonga naturalmente o ato sexual. Do mesmo modo, é importante que o homem traga consciência para as nádegas e relaxe o ânus, observando talvez sua tendência a apertá-lo com força.

A tensão no ânus está associada à insegurança e ao medo que os homens têm de não conseguir uma ereção ou de não conseguir mantê-la. Contrair o ânus não vai dissipar o medo. Pode, no entanto, desequilibrar a energia do homem quando este empurra para a frente seus genitais e a estrutura pélvica, reduzindo sua experiência sexual ao bloquear a consciência genital. Com o relaxamento do ânus, todo o assoalho da pelve se suaviza, a energia sexual flui para baixo e de volta para o corpo, por assim dizer, e este passa a se sentir mais ancorado na base do pênis. Já ouvi alguns homens descreverem essa sensação como fazer amor "por detrás" do pênis, e muitos deles consideram que essa é uma chave do amor muito significativa, pois ajuda a aumentar a sensibilidade no pênis e prolongar a relação sexual.

Esteja consciente de seu assoalho pélvico

A maioria das pessoas não tem nenhuma consciência do assoalho pélvico, não sabe onde ele se localiza e nem qual é a sua função. Um participante de um dos meus *workshops* de casais comentou, certa vez, que até três dias antes ele sequer sabia que tinha um assoalho pélvico. Então, começou a prestar atenção e sentir como o dele estava tenso. A verdade é que raramente sentimos de fato o tecido de nossos genitais. Somente quando estamos envolvidos no sexo ou na masturbação é que nos permitimos sentir "lá embaixo", e, ainda assim, apenas de forma superficial. Sem saber, temos o hábito crônico de nos manter afastados dos genitais. Mantemos nossos núcleos sexuais contraídos o tempo todo, sem nos dar conta disso. Contraímos a musculatura do assoalho pélvico e, assim, mantemos os genitais numa constante tensão, como descrito no capítulo 2, sobre condicionamento sexual. Essa tensão também inibe o efeito da respiração sobre o assoalho pélvico.

Essa espécie de trama muscular se espalha pela base da pelve, se prende aos ossos ísquios, púbicos e ao cóccix, e forma a deliciosa base de nosso corpo. É nesses músculos entrelaçados que os genitais estão envoltos, e é a partir deles que são criados. Há músculos que podem ser usados de forma consciente para contrair o ânus, e há outro grupo de músculos que podem interromper o fluxo de urina e contrair a vagina, ou fazer pequenos movimentos de contração do pênis. O assoalho pélvico também tem um ponto central chamado períneo, situado na frente do ânus e atrás da vagina ou da raiz do pênis. Sua musculatura puxa para cima, como um paraquedas, formando um tendão central nodoso que você pode sentir com a mão ao contrair o local, como um nódulo que se torna palpável ao toque. É nesse lugar em particular que nossas tensões se acumulam, estendendo-se para baixo e afetando a energia e a estrutura das pernas e dos pés. Puxamos o assoalho do abdome para cima o tempo todo. A qualquer momento que você colocar sua consciência no assoalho pélvico, vai perceber que pode relaxá-lo e que, ao fazer isso, a musculatura chega a descer dois ou três centímetros!

A principal característica do assoalho pélvico é que sempre o mantemos tenso, puxando-o para cima, contraído. E estamos absolutamente inconscientes dessa tensão tão central. Desde que descobri meu assoalho pélvico, ao menos quinze anos atrás, ele se tornou um ponto de referência constante. Comecei a dirigir minha consciência para ele, e *toda vez* percebia que ele estava tenso. Eu o liberava conscientemente, meu corpo soltava um grande suspiro de alívio, e eu me sentia mais à vontade, com minhas pernas e meus pés entrando mais em contato com a terra. Pouco depois, dirigia a atenção para lá outra vez e descobria que de novo ele estava tenso! Não importava quantas vezes eu relaxasse conscientemente, no momento em que a atenção se ausentava, meu inconsciente, o medo e a tensão relacionados ao sexo puxavam tudo para cima de novo e geravam a contração. Eu me lembro que isso me irritou de modo especial certa vez, então perguntei a uma amiga muito próxima se ela sentia alguma tensão no assoalho pélvico. "Não", ela respondeu, "Nunca!". Isso foi um choque para mim! Será que eu estava tão tensa assim? Mais do que a maioria das pessoas? Alguns anos depois, nós nos encontramos de novo, e quase a primeira coisa que ela disse foi: "Eu não parei de sentir meu assoalho pélvico desde a última vez em que nos vimos! Não havia percebido que nunca tivera consciência dele!".

Expanda os músculos de seu assoalho pélvico

Quando fizer amor, simplesmente relaxe o assoalho pélvico para gerar sua consciência genital. Antes de tudo, localize-o enquanto você estiver em pé. Contraia os músculos ao redor de seus genitais e do ânus, imaginando que está impedindo o fluxo de urina. É fácil. Aperte um pouco mais, exagerando a contração. Contraia mais a musculatura... e então relaxe. Imagine que você está esvaziando-se através da vagina ou do pênis e do ânus. Deixe a energia fluir para baixo, pelas pernas. Perceba as novas sensações internas que surgem a partir daí. Experimente fazer esse procedimento e, então, repita-o sempre que possível. Faça-o em qualquer lugar, esperando numa fila, enquanto conversa em uma festa... não há problema algum em fazê--lo — ninguém vai ver, e a sensação é ótima! De repente, você vai se sentir mais à vontade, mais confiante, e ter um senso de pertencimento. Faça esse exercício de consciência de novo e de novo, pois ele traz vitalidade à área pélvica. Mas não o faça de forma mecânica ou inconsciente, pois isso deixará sua vagina mais rígida. Em vez disso, sinta que você o está mantendo sob controle, equilibre a contração para cima com a liberação para baixo, sempre devagar, milímetro a milímetro, e perceba como a consciência aumenta. A beleza da consciência é que ela não conhece limites. As mulheres sempre vão encontrar mais uma camada de percepção na vagina ao levar a consciência até lá e indagar-se "Posso ficar mais aberta?". Como por milagre, a musculatura vai se ampliar alguns milímetros e, quando as próprias células forem inundadas pela consciência, o pênis responderá com movimentos espasmódicos, penetrando mais fundo na vagina.

Os homens podem se manter conscientes do pênis inteiro, não só do polo sensível, que é bem magnético. Sinta toda a sua extensão, quando ele cresce e se afasta do corpo. Sinta também a raiz do pênis, onde ele tem sua origem e de onde se projeta para longe do corpo, e o períneo, a pequena área nodosa situada entre o pênis e o reto. Este é o epicentro do polo positivo do homem, o qual deve manter a raiz do pênis sempre no primeiro plano de sua consciência. A atenção não deve focar-se *no local* onde o pênis está (isso pode provocar excitação), mas na *sensação* proporcionada; isso aumenta a consciência interna do pênis. Permaneça conectado a isso e sinta ou imagine o pênis como uma haste ou uma varinha mágica. Quanto mais consciência houver no pênis, mais você poderá confiar na inteligência dele. Seu pênis lhe dirá como fazer amor, quando permanecer imóvel e quando e quanto mover-se, em resposta direta ao ambiente no interior da vagina.

A verdade é que o homem raramente sente a extensão total do pênis, pois seu interesse se volta para a sensação que é criada na ponta, em geral, por meio de movimentos rápidos repetitivos. Contudo, ao sentir o pênis inteiro, o homem percebe que isso traz uma expansão imediata da energia sexual, a sensação de si mesmo por meio do pênis, com a força que emerge da raiz sendo transmitida da base para cima, e um aumento da sensibilidade e das propriedades magnéticas da cabeça. Isso é vantajoso para o homem e para a mulher, pois, quanto mais sensível for a cabeça do pênis, mais delicadas e extáticas serão as vibrações sentidas dentro da vagina. Esse funcionamento genital magnético mais refinado é a dádiva do tantra, uma experiência profundamente gratificante e curativa para homens e mulheres.

Pontos principais

- Foco em seu interior, movimentos lentos e sentir os genitais a partir do interior são aspectos que trazem consciência a eles.

- Relaxar o assoalho pélvico constantemente permite à energia sexual configurar-se e expandir-se.

- Os "genitais conscientes" têm uma tremenda sensibilidade e estão vivos um para o outro.

- Esta é uma mudança no sexo da dimensão do "fazer" para a dimensão do "ser".

10

O TOQUE

Imagine o corpo como uma grande fruta deliciosa, com a superfície repleta de locais macios e suculentos. Você os conhece, já os sentiu em seu próprio corpo. Mas como manter-se consciente ao tocá-los de modo a trazer o máximo de prazer a si e a seu par? Afagar e acariciar seu parceiro sempre que possível lhe dá a oportunidade de experimentação com os efeitos eróticos do toque. Perceba as sutis respostas a seu toque e seja guiado por elas. Toque de forma amorosa, com consciência nas mãos. Enquanto está sendo tocado, feche os olhos e permita-se *receber* o toque. Absorva a calidez em seu próprio corpo. Toque e seja tocado ao fazer amor, pois isso aumenta a sensualidade e cria presença sexual.

Percebi que qualquer tipo de massagem entre o casal é excelente para começar o ato amoroso. Quando feita com amor e consciência, a massagem produz relaxamento imediato, alivia tensões e induz a proximidade e a conexão. Massagear as pernas e as nádegas desperta a energia sexual, sobretudo nas mulheres, que tendem a manter a energia sexual não expressa na parte superior das pernas, nas coxas e nas nádegas. Às vezes, essa energia sexual não expressa se reflete na estrutura física, tornando as coxas pesadas. Quando há consciência no ato amoroso, o toque interno e externo pode trazer grandes mudanças ao corpo e acarretar a substituição de desequilíbrio e bloqueios por equilíbrio e fluidez. À medida que a energia sexual se expande, subindo até o coração, aos poucos, nos unificamos em um todo harmonioso.

A questão é: como tocar e onde? O corpo está repleto de deliciosos pontos que podem ser tocados, e são todos bons lugares de serem tocados desde que seu parceiro concorde. Nós conhecemos os nossos corpos e a localização das áreas sexualmente mais sensíveis, mas sugiro que vocês não limitem seus carinhos a tais pontos; é melhor abordá-los de forma indireta. Comece por uma parte periférica do corpo, talvez os pés, os braços, as mãos ou a cabeça, aos poucos, circulando para dentro e com suavidade rumo às costas, às nádegas e ao abdome, e a áreas mais sensíveis. Isso cria confiança e intimidade, e a delicadeza da abordagem cria sensualidade e uma nova consciência dentro dos corpos. Você perceberá que o corpo de seu parceiro responde de forma positiva. O fogo cresce de forma lenta, mas segura, e precisa de estímulo. É mais provável que seu corpo responda da mesma forma. Por meio do toque, surge no casal um desejo mútuo de fazer amor, e isso muda tudo.

Com frequência, quando tocamos um ao outro, repetimos sempre os mesmos movimentos ou as mesmas carícias: afagamos para cima e para baixo, ou em movimentos circulares, automaticamente, quase sem perceber que estamos de fato tocando um corpo. Essa falta de consciência no toque, infelizmente, pode ter um efeito irritante na pessoa que o recebe. Ela percebe com facilidade a falta de consciência na mão quando não há comunicação tátil, e, desse modo, sem sinceridade e sensibilidade, pouco prazer é gerado nesse momento. Sua intenção pode ser excitar seu par, mas, ao contrário, o toque sem consciência pode esfriar o clima e afastar o interesse. Podemos evitar que isso aconteça permanecendo atentos e conscientes durante o toque.

Comunicando-se através do toque

Sinta os contornos graciosos do corpo, a pele elástica, o cabelo sedoso, as protuberâncias ósseas. Enquanto estiver tocando, não se concentre demais no *fazer,* como afagar ou esfregar, mas na sensação do contato entre sua mão e o corpo de seu par. Permita que sua consciência penetre em sua mão. Relaxe nesse momento e imagine que sua mão se funde ou se dissolve no corpo que toca. A atenção no próprio toque da mão, e não na atividade ou no fazer, altera toda a qualidade do toque. É algo notável. Isso proporciona a seu parceiro um tempo para sentir você, absorver o seu toque no corpo. Você vai perceber que o outro ficará estimulado e responderá mais rápido se o seu toque for consciente. Sinta a si mesmo sentindo seu par, e ele também vai experimentar isso. A região do [osso] sacro, por exemplo, é sempre um bom lugar para ser tocado. A sensação é deliciosa! Com a mão cálida e aberta, envie seu amor à base da coluna. Esse é um local sagrado. Afagos leves como uma pluma pela coluna acima expandem muito a energia do corpo. Envolver de leve a parte de trás do pescoço com a mão espalmada é muito reconfortante e tranquilizador, e esse toque suave pode também ajudar a liberar as lágrimas. Ou tente colocar ambas as mãos sobre os ossos ísquios, os ossos do traseiro, sobre os quais nos sentamos. Envolva-os totalmente com as mãos — para quem recebe o toque, essa calidez é bastante sensual. Dedique algum tempo a procurar locais especiais, pontos saborosos, e descubra como seu parceiro reage. Use as mãos para transmitir seu amor e compartilhá-lo.

Enquanto toca o outro com consciência, imagine que você está canalizando amor e calidez para dentro do corpo da pessoa. Vislumbrar essa imagem ajuda você a ter a sensação da energia que passa de você para seu par, e melhora a comunicação. Mantenha as mãos em um ponto por algum tempo e desfrute o prazer do simples toque. Não faça, "seja". Esse tipo de toque consciente, sem intenção de excitar ou de estimular seu par, ajuda a pessoa amada a dirigir a atenção para seu próprio interior, para experimentar a si mesma. Esse tipo de toque aumenta a receptividade e a sensibilidade. Por exemplo, os homens podem ter a certeza de que quinze ou vinte minutos massageando com muito carinho os seios ou as pernas da parceira rendem ótimos dividendos. Isso tudo elevará vocês dois a novos patamares de prazer e êxtase. Ao servir à mulher, o homem realiza-se como homem.

Tocando o coração através dos seios

Recordando nossa chave do amor fundamental, a polaridade, é muito importante que os seios da mulher sejam tocados antes e durante o ato de amor. O polo positivo dela precisa ser despertado antes que o polo negativo, a vagina, responda com interesse sexual. Quando o foco feminino está no clitóris ou na vagina, e os seios são ignorados, é mais provável que a experiência sexual seja apenas uma experiência genital padrão. Quando o polo positivo da mulher — os seios e o coração — está envolvido de forma ativa, o ato sexual assume uma característica diferente. Ele se torna fluido e espontâneo à medida que um movimento profundo de energia sexual passa a ser possível.

A maioria das mulheres deseja ter seus seios tocados com amor e afeto durante o amor. As mulheres sabem de forma intuitiva que os seios são a via de acesso às camadas mais profundas da energia sexual. Quando me tornei mais consciente do papel de meus seios durante o sexo, descobri com surpresa que eles não eram muito receptivos. Meu relacionamento com eles sempre se deu a partir do exterior, como se fossem objetos, em vez de existir alguma consciência interior a eles. Isso os tornava insensíveis e incapazes de absorver a calidez do toque amoroso. Descobri que, se meus seios, em especial os mamilos, fossem tocados de forma vigorosa ou agressiva demais, eu perdia o entusiasmo e meu corpo se retraía, deixando-me menos disposta a fazer amor. Por outro lado, quando eram tocados de forma cuidadosa e mais consciente, sem a intenção de estimular, o toque lançava faíscas para minha vagina. Eu me abria de imediato! Mais tarde, com o correr do ato, muitas vezes, chegava a hora em que seios pediam por um apertão ou um toque mais forte, e isso continuaria a liberar minha energia sexual.

Conversei com muitas mulheres que, quando jovens, apreciavam ter os seios estimulados e, depois, chegaram a um ponto em que não gostavam mais que fossem tocados. Eles ficavam inchados, entumecidos ou sensíveis demais, com os mamilos muito reativos. O que pode acontecer é que os seios, e da mesma forma a mulher, passam a sentir repulsa ao toque insensível, feito sem empatia. Frequentemente, quando o homem toca os seios da mulher, ele o faz com base em seu próprio desejo e entusiasmo, sem se relacionar com os seios em si. Ele os toca de uma forma que é boa para ele próprio, mas não para a resposta sexual da mulher. Um toque vigoroso pode ser mais adequado em algum momento posterior, durante o ato de amor, mas, no começo, aja de forma cuidadosa e sensível. Tenha intenção de tocar sua parceira, e então toque-a com intenção. Isso faz toda a diferença.

Deixe que seu desejo, sua apreciação, seu amor pelos seios de sua parceira sejam canalizados através de suas mãos. Os seios, símbolo da fertilidade, são realmente belos, e capturaram os olhares e o coração de artistas e amantes da humanidade como um todo através dos tempos. Tome o seio inteiro na palma de sua mão, lhe enviando energia e amor. Não faça nada por um tempo, apenas permaneça no presente com o seio na mão, talvez pressionando-o de leve, às vezes. Mais tarde, toque ou chupe os mamilos com suavidade, de uma forma infantil. Reaja à energia dos seios e sinta de que forma eles gostariam de ser tocados, e não como você gostaria de tocá-los. Liberte-se de sua reação habitual aos seios e mamilos, talvez até de alguma resposta condicionada a eles. Acaricie-os com a ideia de conectar-se a sua parceira, de abrir-lhe o coração e prepará-la para o amor. Sinta o momento presente através do toque de sua mão.

Acariciando o pênis

Da mesma forma, a mulher deve tomar o pênis na mão e segurá-lo de maneira amorosa, envolvendo-o com a mão como se fosse uma avezinha frágil. De novo, não há nada a fazer com ele. Apenas esteja com ele, sinta e absorva sua energia maravilhosa, sua força, sua suavidade. Acaricie-o com delicadeza e tome os testículos em suas mãos, apertando-os de leve como se fossem ovos muito delicados. Massageie-os delicadamente entre o polegar e o indicador, puxando-os com suavidade para afastá-los do corpo. O prepúcio e as dobras adicionais de pele podem ser afastados com cuidado da cabeça do órgão, expondo toda a extensão do corpo do pênis. A sensação proporcionada é muito boa e também ajuda o homem a trazer sua atenção para o pênis. O homem pode focar sua consciência em especial na raiz do pênis, seu polo positivo. Usar as mãos para se comunicar dessa forma com a essência de um homem trará ao corpo dele um relaxamento vibrante. Em contraste, o toque estimulante para deixá-lo teso coloca em foco o aspecto da excitação sexual, que incita ao "fazer" e ao orgasmo.

Energizando os polos positivos do amor

Independentemente da parte do corpo que você tocar, esteja presente em suas mãos e envie energia através delas. Uma apertada amorosa, firme e sensível é excelente, sempre que você sentir que é o momento certo. Como modo de começar a fazer amor, o toque mútuo nos polos positivos pode ser usado com ótimos resultados. O toque sensível permitirá a seu par fixar a atenção no próprio pênis ou em seus próprios seios, despertando a energia sexual sem estimulação. Isso pode ser feito enquanto vocês estiverem deitados de lado, de frente um para o outro, ou se o homem estiver ajoelhado ao lado da mulher deitada. Pouse as mãos relaxadas no polo positivo de seu par. Canalize seu amor e sua calidez para ele através das mãos, enquanto permite que seus olhos se encontrem. Prolonguem essa troca mútua por dez ou quinze minutos antes de começarem a fazer amor. Pode ser difícil encontrar uma posição em que vocês dois estejam confortáveis e ao mesmo tempo sejam capazes de tocar um no outro. Nesse caso, um de vocês toca e o outro recebe o toque. A seguir, invertam. E, então, façam amor.

Lembre-se, esse foco nos polos positivos do amor é muito importante, pois é ele que irá preparar o cenário para a interação das polaridades quando a penetração ocorrer. Quando os polos opostos despertam um para o outro, com o pênis e a vagina em sintonia, uma troca incrível de energia pode ocorrer. O ato de amor se torna cada vez mais dinâmico, com os corpos se entrelaçando e se movendo juntos durante horas, como se fossem dotados de vida própria.

Lembre-se também de que vale a pena comunicar a seu par aquilo que você está sentindo em seu corpo enquanto está sendo tocado(a). Use palavras simples; dê início a um diálogo consciente entre você e seu corpo, para intensificar sua consciência. Partilhe seu agora!

Ao usar o toque, não se limite apenas às mãos. Preste atenção nos próprios corpos tocando um ao outro, perceba onde eles se tocam, como se tocam e a sensação sedosa de pernas, braços, lábios, ventres, peitos deslizando um de encontro ao outro. Ao abraçar e beijar, logo de início, preste atenção para não pressionar um corpo contra o outro com força e entusiasmo excessivos! Fazer isso tem o efeito indesejável de comprimir o corpo físico e com ele o campo energético que o circunda, o que limita ou elimina todos os sentimentos sensuais. Haverá uma falta de permeabilidade, e a consciência não será capaz de penetrar através do corpo. Os corpos serão percebidos como objetos sólidos impenetráveis, e isso limita a receptividade.

É muito provável que você já tenha sentido essa diferença ao abraçar alguém. A pessoa pode abraçar você ou apertar sua mão com um pouco de força demais, ou até mesmo dar um tapa em suas costas e deixar você sem fôlego, sem nenhuma troca real de energia ou calor. Outra pessoa pode surpreender você com um abraço afetuoso. De repente, você se sente insubstancial e leve, expandindo-se por meio do contato. Uma delicadeza tocante emerge da simplicidade.

No caminho do tantra, o toque começa com você e com uma abordagem vagarosa e sensível, para permitir que a energia e a vitalidade floresçam nas células do corpo. Quando se deitar, dê-se um tempo para sentir a si mesmo. Respire por alguns minutos e, então, vire-se para seu parceiro, ficando de frente para ele. Sinta o espaço entre vocês, separando e conectando-os. Permita que seus olhos se encontrem, e movimentem juntos seus corpos, centímetro a centímetro. Fenômenos mais sutis necessitam de tempo e tranquilidade para se desenvolver, e isso cria um ambiente condutor da energia e da eletricidade dentro do corpo. Quando o toque de seus corpos é sensível, permeável e consciente, a energia sexual tranquila pode se tornar uma força espontânea e dinâmica.

Pontos principais

- Tocar, afagar e acariciar são expressões naturais do amor.

- Deixe que as mãos relaxadas e delicadas, conscientes e vagarosas se moldem às curvas e formas do corpo.

- Canalize a energia e a calidez através das mãos para ter acesso à energia sexual feminina através dos seios.

- Receba o calor que irradia da mão amorosa, aceite o toque e absorva-o em seu corpo.

11

O RELAXAMENTO

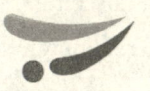

Por meio de atividade, esforço e tensão, nós alcançamos nossos objetivos e realizamos nossos planos e projetos. Por meio do relaxamento, alcançamos um coração mais amoroso e temos maior sensação de bem-estar. A maioria de nós anseia pelo estado de relaxamento, no qual sentimos uma profunda paz interior, em que cada momento é delicioso, sem pensamentos perturbadores e ansiedade quanto ao futuro. Ao fazermos experimentos com as chaves do amor, estamos aprendendo a relaxar de diversas maneiras, para permitir que uma troca mais amorosa e fluida desabroche por meio do amor. Quando eliminamos a ideia de que é necessário obter algo por intermédio do sexo, descobrimos que podemos começar a relaxar. O orgasmo deixa de ser o objetivo máximo a ser atingido, por meio de esforço e tensão, toda vez que fazemos amor. Quando ele acontece, é bom, e quando não acontece, também é bom.

Surge, assim, uma aceitação do que é, pois não existe a pressão daquilo que deveria ser. Essa aceitação leva à percepção e à apreciação do que está de fato ocorrendo: as deliciosas alegrias internas do corpo, a simples respiração, os sentimentos que vêm e vão, o estado de atenção que aflora a partir do foco interiorizado — tudo isso cria um profundo relaxamento sexual. Nesse estado de espírito, somos capazes de acolher o que quer que venha a seguir, de uma forma quase felina, independente e ronronante, e ao mesmo tempo completamente aberta ao ambiente sempre inconstante. Todos nós já invejamos a tranquilidade dos gatos, ao mesmo tempo que admiramos seu perfeito estado de alerta. Devemos trazer o relaxamento para o ato sexual para que este se torne um desvendar mágico, e não uma rotina fixa. Devemos nos tornar crianças de novo, com a atenção totalmente voltada para as conchas espalhadas pela praia faiscante. Em algum momento da vida, muitos de nós acabamos tentando recuperar, de uma forma ou de outra, a capacidade de concentração e a paz que tínhamos na infância, e que perdemos.

O poder de fazer menos e ser mais

O estado de exaustão ou de preguiça no qual você permanece alheio, desinteressado e entediado, ou aturdido e sonolento, com frequência, é descrito como se fosse um estado de relaxamento, mas não é. Depois do relaxamento, você se sente revigorado, e não exausto. O relaxamento é o processo de tornar-se cada vez mais vivo. É uma força poderosa. Se alguma vez você teve a experiência terna de ter seu dedo segurado com imensa tenacidade por um bebezinho, sabe que essa é uma demonstração do poder do relaxamento de uma criança sem grande força muscular. O verdadeiro relaxamento ocorre quando você internaliza sua atenção, trazendo-a do exterior para o interior, da atividade para o repouso, fazendo menos e sendo mais. Se, ao deitar-se à tarde para descansar, você usar o relaxamento para levar sua consciência às diversas partes de seu corpo, de forma lenta e consciente, vai perceber o resultado tranquilizante que isso produz. O relaxamento regenera o corpo e eleva o espírito. Você emerge uma pessoa diferente. O ponto importante é que o relaxamento não é, como muitos acreditam, um colapso da estrutura física, mas, sim, o retorno da presença a ela. Ao relaxar de forma consciente, você penetra em cada parte do corpo, torna-se mais alerta, mais vibrante, mais sensível e receptivo. Não é como se saísse de casa, mas como se chegasse nela. Assim, enquanto faz amor, você não desaparece e abandona seu par; em vez disso, você chega a seu corpo, preparado e presente para seu parceiro.

A tensão, o oposto do relaxamento, se reflete no corpo como um enrijecimento dos músculos e dos tecidos corporais. Tendo tocado, ao longo dos anos, incontáveis corpos em clínicas de massagem terapêutica, percebi que, na maioria das pessoas, a parte superior das costas, a área do pescoço e os ombros são tensos e maciços como concreto, dando uma sensação de tremenda densidade. As células do corpo ficam comprimidas em consequência das pressões internas e externas, e simplesmente não há espaço suficiente para o bem-estar físico. Muita gente se queixa de cansaço e ansiedade, dores no pescoço, dores de cabeça, vista cansada, dificuldades para respirar e para dormir. Quando não nos sentimos fisicamente bem, o efeito sobre nosso estado psicológico é considerável, e isso pode determinar nossa felicidade ou nossa infelicidade. As terapias físicas são uma resposta a essa situação, pois levam ao relaxamento físico e mental, mas uma hora de massagem ou exercício não irá resolver anos de tensão acumulada. O relaxamento é um processo contínuo de aprofundamento que, na verdade, nunca termina. O corpo é formado por 70% a 80% de água, como se fosse uma enorme bolsa elástica gelatinosa, mas a maior parte dele perdeu essa condição maleável e líquida. Por meio da consciência e do relaxamento, o corpo é capaz de retornar a seu estado suave e tranquilo.

Talvez o aspecto mais difícil do relaxamento seja convencer a nós mesmos de que esse é um ato com genuíno mérito. Relaxar realmente faz bem? Quantas vezes você já pensou em se deitar para descansar e sua mente logo o convenceu do contrário, dizendo "Você *precisa* fazer algo"? Assim, você realizou uma tarefa há muito aguardada pela qual mais tarde poderia felicitar-se. No entanto, se tivesse passado a manhã confortavelmente relaxado(a) na cama, iria se sentir culpado(a), achando ter desperdiçado ou usado mal o tempo. Em nossa vida, não atribuímos um valor intrínseco ao relaxamento. A mesma compulsão por "fazer alguma coisa" ocorre, ainda mais acentuadamente, no sexo.

Trocando o controle pela expansão

Sendo assim, em nossa nova forma de fazer amor, precisamos introduzir o relaxamento, e para isso é preciso reduzir nosso esforço físico. É necessário relaxar o corpo e seus movimentos (desacelerando para alcançar a consciência genital), e relaxar também a mente. Neste ponto, em geral, é difícil acreditar que vai valer a pena preferir o relaxamento ao orgasmo! Nossa mente, nosso condicionamento sexual, nossas experiências passadas vão tentar nos convencer a desistir do relaxamento dizendo "Vamos lá, o orgasmo é tão bom, o que poderia ser melhor?". Com efeito, quando relaxamos, abrimos mão do controle sobre o ato sexual e dos aspectos habituais de nossa expressão sexual aos quais estamos presos. Não é fácil para a mente aceitar a ideia de ter menos controle, por isso a razão tenta manter você contraído e dentro de seu âmbito normal de experiência. Contudo, quando somos capazes de relaxar, ignorando a ânsia pelo orgasmo ou por "fazer", vemos que essa é uma experiência muito rica e variada. Fico impressionada com a quantidade de camadas possíveis de relaxamento. Quando acho que meu corpo ou minha mente estão totalmente relaxados, encontro outra camada adicional de tensão sutil. Cada aprofundamento do relaxamento traz consigo uma sensação de expansão dentro do corpo, a consciência de vibrações mais sutis. Surge, então, uma sensação de vitalidade cálida e permeável em um nível intracelular.

Enquanto faz amor, percorra seu corpo de novo e de novo para localizar quaisquer áreas de tensão, os locais onde há uma contração inconsciente da musculatura. Podem ser os ombros, a parte interna das coxas, os pés, a barriga, a mandíbula, o ânus. Qualquer lugar. Cada avanço no relaxamento conta. A rigidez na mandíbula frequentemente está relacionada à tensão na área pélvica, portanto, leve a consciência repetidas vezes à mandíbula, relaxando-a, enquanto faz amor. Vale muito a pena. Enquanto relaxa diferentes partes do corpo desse modo, você pode perceber que as menores tensões afetam sua energia sexual. Quando você se liberta das tensões, mesmo que pareça não haver uma relação direta entre as partes do corpo, por exemplo, ombros e pênis, ou pés e vagina, você percebe que as sensações sexuais se intensificam.

Assim como o assoalho pélvico, o plexo solar também é um ponto que deve ser relaxado e permeado de consciência, sobretudo enquanto você faz amor. Nele também reunimos e acumulamos muitas tensões inconscientes, incluindo os efeitos debilitantes das experiências emocionais dolorosas. Não é, pois, uma área na qual prestemos muita atenção. Entretanto, quando o plexo solar está relaxado e pleno de consciência, a troca sexual entre homem e mulher se altera. O ato sexual reveste-se de uma espontaneidade genuína, que permite manter a consciência no interior e ao mesmo tempo a plena capacidade de responder aos eventos externos. Pode não ser fácil sentir essa região no início, ou isso pode causar uma sensação de náusea ou um nó no estômago, indicando claramente os medos e as tensões acumulados no corpo. Com o tempo, esses sentimentos negativos se dissipam. Assim que o acesso a essa área for mais fácil, uma sugestão ao casal é a de manter sua consciência no plexo solar enquanto fazem amor. O fogo da consciência que aí se acumula transborda calor para os genitais. Quando estamos presentes, somos apaixonados de fato. Tal envolvimento com o plexo solar traz a capacidade de eliminar os pensamentos exaustivos através dos quais sempre filtramos nossas experiências. Há uma sensação intensa de estarmos totalmente dentro e fora ao mesmo tempo. Os homens relatam, satisfeitos, que a necessidade de ejacular diminui, surgindo uma tranquilidade e um relaxamento dos quais emerge uma grande força.

Relaxando na energia sexual

A resposta ao relaxamento é inata; nascemos com ela. Às vezes, eu a chama de sexto sentido. Se uma pessoa está totalmente relaxada e presente, o efeito sobre a outra é automático, e esta também fica mais relaxada e presente. Por exemplo, quando a mulher atinge um relaxamento profundo durante o sexo, sem fazer nada de fato, apenas se mantendo focada em receber e em estar presente, automaticamente seu parceiro fica mais consciente, sensível e carinhoso. Ele pode permanecer no presente de forma natural, e o desejo do orgasmo não vai sequer surgir. Em vez disso, abre-se uma porta mágica e o homem percebe que algo completamente novo lhe acontece. A experiência é inesquecível. Pela primeira vez ele é capaz de fazer amor sem esforço ou tensão. Parece mais uma dança, um ondular sensual de corpos. Portanto, nunca ache que você deve esperar que seu par relaxe para que possa fazê-lo também; o relaxamento começa antes de tudo por você.

As tensões acumuladas têm um efeito exaustivo sobre o corpo; assim, quando os casais mudam o modo de fazer amor, e começam a relaxar, com frequência, relatam sentir-se muito cansados, com uma sonolência real, o desejo de ficar prostrado ou alguma fraqueza muscular. Talvez sintam até uma queda de pressão. Esses são sinais claros de que o relaxamento está ocorrendo. As tensões antigas estão aflorando por meio do cansaço, e isso não é motivo para preocupação. A fadiga crônica que não era percebida se expressa de forma aguda, e desse modo é liberada do corpo, em um processo muito benéfico. Descanse bastante, não tenha pressa de ir a algum lugar ou de fazer algo. Alcançar o relaxamento no sexo é o mais próximo que você conseguirá chegar das bases de seu sistema energético. O relaxamento obtido na fonte terá um efeito cascata em todos os níveis: mente, corpo e espírito. Os benefícios são quase imediatos, sem ser necessário nada além de fazer amor.

Em essência, quando já não estamos presos e sob o controle de nossos desejos sexuais, quando mente e corpo podem de fato relaxar na glória do momento presente, sentimos nossa energia sexual refluindo para nós mesmos. Em vez sermos forçados a liberá-la, relaxamos e permitimos que ela retorne por si só e então volte-se para o interior e para cima. Dessa forma, o relaxamento é essencial para o tantra. Ele requer uma abordagem sem pressa e atemporal; se você já fez amor por três, quatro horas ou mais, sabe o profundo senso de paz e de amor que isso traz. Essa rara qualidade irradia-se de dentro de você.

Uma entrega sem esforço

O tempo só é importante quando temos um objetivo a cumprir, algum lugar aonde ir. Sem ter objetivos, não há necessidade alguma de pressa. Você pode relaxar e dar um longo e vagaroso passeio, desfrutando dos prazeres sensuais, e isso eleva o sexo a um novo patamar. Por meio desse relaxamento, a energia sexual é reabsorvida pelo corpo. Reserve algumas horas, de modo a não precisar se preocupar com o relógio, pois o tempo é algo que sempre causa tensão. Sem tal pressão, o relaxamento será mais fácil. Divirta-se, toque, acaricie, beije, sinta. Usem o tempo que for para conhecerem fisicamente um ao outro e permitam que surja uma sintonia entre os corpos, que a união seja lenta e gradual. O ambiente que estamos tentando criar dentro de nossos corpos deve ser tranquilo, não excitado. É um passo importante se você deseja experimentar o sexo como uma força inspiradora. É essa a diferença entre prazer e êxtase! Quando é feito um esforço inicial de *não* fazer esforço no sexo, uma espécie de naturalidade emerge, uma entrega à força vital quando esta começa a mover-se pelos corpos com uma inteligência magnética, em busca do completar-se por meio do outro. Ao relaxarmos mais e mais durante o sexo, percebemos que a qualidade revitalizante do relaxamento permeia nossas vidas, tornando-nos alertas, felizes, amorosos e criativos.

Pontos principais

❦ A energia sexual funciona melhor em um ambiente relaxante.

❦ Use a consciência para localizar tensões inconscientes e relaxá-las.

❦ Reduza a quantidade de esforço físico durante o sexo.

❦ Quanto mais você relaxar, mais a outra pessoa vai relaxar, aprofundando a experiência.

12

A PENETRAÇÃO SUAVE

Por estarem repletos de tensões acumuladas em experiências passadas, os órgãos sexuais não conseguem mais funcionar de acordo com sua verdadeira polaridade. Tendo perdido sua sensibilidade inata, as paredes da vagina não estão em seu estado natural, em que eram úmidas e lisas como o interior de uma ostra. Em vez de ter uma textura como a da polpa macia do coco verde, elas se tornaram enrijecidas e inflexíveis, por conta de anos de atrito. Do mesmo modo, o pênis de um homem, que em seu estado natural se assemelha a uma serpente, firme e flexível, pode tornar-se duro e rígido, quase metálico, ao intumescer-se, repleto de energia que não poderá ser canalizada de forma correta para a mulher.

Essa tensão nos genitais, que afetou a polaridade masculina e feminina, deve aos poucos ser dissolvida e eliminada para que as polaridades originais possam ser restauradas. O pênis deve uma vez mais tornar-se um veículo para gerar e transmitir energia para a mulher, enquanto a vagina deve voltar a ser capaz de convidar, absorver, receber e fazer circular essa energia masculina. À medida que o pênis e a vagina ficam mais relaxados, livres das tensões que os limitavam, a energia positiva do homem e a energia negativa da mulher começam a confrontar-se, com um efeito de empurrar e puxar, criando uma delicada e extática troca sexual magnética, muito mais penetrante do que jamais os prazeres do sexo baseado em atrito poderiam ser.

Uma boa maneira de dar início à restauração da polaridade é tentar a penetração suave — sim, sem uma ereção! Essa ideia com frequência é recebida com risadas e descrença, mas é verdade, o pênis pode penetrar sem estar ereto, e a sensação é realmente maravilhosa. Ele pode ser inserido pela mulher ou pelo homem. Um fato importante é que a penetração suave também alivia a pressão que recai sobre o homem, ao refutar a concepção de que o pênis deve estar ereto para fazer amor. Inserir o pênis relaxado na vagina requer alguma prática, mas vale muito a pena. Além do mais, se o homem está tendo dificuldade para ter uma ereção sem estimulação ou se sofre de impotência, a penetração suave significa que mesmo assim ele pode penetrar uma mulher e fazer amor com ela.

Quando o pênis é inserido em estado relaxado, o homem tem a oportunidade de estar mais presente, uma vez que a pressão de ser necessária a ereção pode, muitas vezes, levar a um sofrimento psicológico ou a fantasias sexuais. Com a penetração suave, essa armadilha é eliminada. No sexo convencional, o homem, com sua polaridade positiva, em geral fica pronto para o sexo bem antes da mulher, cuja temperatura sexual é naturalmente mais baixa. Por meio da penetração suave, essa diferença pode ser contornada, e o homem e a mulher podem preparar-se juntos, seus genitais saudando aos poucos um ao outro e crescendo até sua plenitude. O pênis pode ficar ereto *dentro da vagina* numa resposta direta ao ambiente vaginal, e isso cria uma energia sexual de qualidade muito diferente daquela da penetração com ereção. Os genitais têm uma chance de sintonizar-se um com o outro sem a pressão de ter de fazer alguma coisa acontecer. Essa ausência de pressão por uma boa *performance* começa a restabelecer o equilíbrio entre o pênis e a vagina; tensões acumuladas são descarregadas, retornando aos poucos a seu estado naturalmente reativo.

Dê a si um tempo para amar de forma consciente

É possível que no começo seja difícil sentir o que quer que seja no pênis ou na vagina, quanto mais algo que seja atraente ou prazeroso. De repente, você está no vácuo. Imagine que alguém esfrega com vigor suas costas por vários minutos e de repente para. No começo não seria muito fácil sentir a mão imóvel. Demoraria um tempo para sentir a energia e o calor espalhando--se da mão para suas costas, porque é algo bem mais sutil do que o calor criado pelo atrito quando a mão esfregava. Do mesmo modo, se os genitais estão acostumados com o atrito como forma de comunicação, a ausência ou a redução do movimento no começo podem produzir menos sensação. A sensibilidade elétrica entre o pênis e a vagina durante a penetração suave é tão sutil que demora um pouco para ser percebida. Mas, com certeza, vale cada momento da espera, pois depois de algum tempo os genitais começam a vibrar juntos, e a percepção do sexo como algo que deve ser feito ou como um esforço começa a mudar.

Um praticante do amor consciente comentou: "Antes de eu tentar a penetração suave, meu pênis não tinha nenhum sentido de direção com real significado". Ele descobriu que, quando relaxava de forma consciente com o pênis mole dentro da vagina, este aos poucos ia ficando ereto, como se fosse atraído para as profundezas da vagina, com uma inteligência própria. Essa direção inerente do pênis é um fenômeno eletromagnético, e não é algo que você possa "fazer". Na verdade, é o que "fazemos" que impede que o fenômeno ocorra. Se um casal consegue relaxar com a penetração suave (*veja a figura 7*) e aumentar a consciência e a presença genitais, ambos os parceiros começam a descobrir um novo nível de experiência sexual, em que o pênis passa a agir quase como uma serpente, agitando-se em êxtase dentro da vagina, sugado para dentro pela polaridade oposta. Quanto mais consciente você estiver ao fazer amor, mais rápido as polaridades intrínsecas serão restauradas nos genitais.

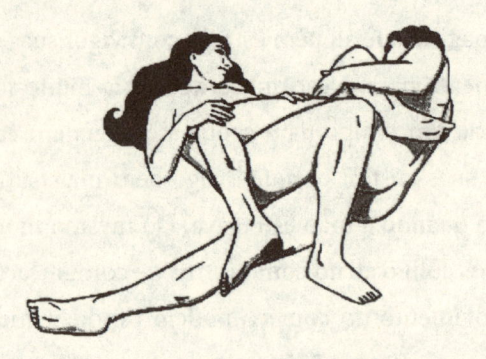

FIGURA 7. POSIÇÃO LATERAL PARA A PENETRAÇÃO SUAVE

Posições para a penetração suave

A posição para a penetração suave é fácil (*veja a figura 7*). O homem se deita de lado, voltado para a mulher. A mulher se deita de costas, aproximando sua pelve da dele. Ambos abrem as pernas, e os genitais ficam naturalmente posicionados um diante do outro. Aproximem-nos e envolvam um ao outro com as pernas. Esta posição é chamada, às vezes, de posição de tesoura. A mulher pode ter de mover a parte superior do corpo, afastando-a do torso do parceiro, para fazer com que as pelves de ambos se encaixem, ou pode erguer sua própria pelve. Experimentem e façam o que for mais confortável. Essa posição não funciona para todos os casais. Deitar-se entre as pernas da mulher para a penetração suave, e rolar para os lados de vez em quando, é uma boa alternativa. Na posição intermediária (*veja a figura 8*) é fácil para o homem inserir o pênis.

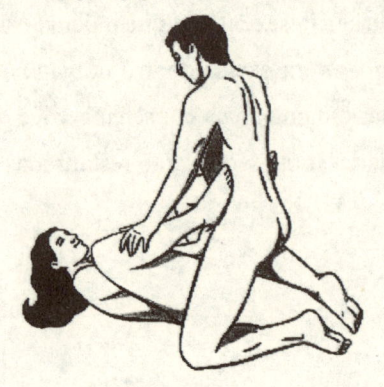

FIGURA 8. POSIÇÃO INTERMEDIÁRIA PARA A PENETRAÇÃO SUAVE

Como a mulher insere o pênis

Para a penetração suave na posição lateral, uma vez que vocês estejam corretamente posicionados, com as pelves juntas e a vagina diante do pênis, a mulher pode realizar a penetração suave tomando o pênis nas mãos *(veja a figura 9)*. Se você precisa de lubrificante, este é o momento perfeito para aplicá-lo, mas não deixe o pênis escorregadio demais para manusear. Puxe para trás, devagar, as dobras do prepúcio que rodeiam a cabeça do pênis, expondo-o e puxando a pele para baixo, na direção da raiz. Então, faça um "V" com os dedos indicador e médio de cada mão (unhas curtas, por favor!). Coloque um dos "Vs" (tente a mão esquerda) com firmeza ao redor da base do pênis e mantenha-o aí. Com a outra mão (a direita), coloque os dedos um de cada lado e por trás da borda que circunda a cabeça do pênis. Feche um pouco os dedos para segurar o pênis de forma suave e, então, puxe o pênis na direção de sua vagina. Quando chegar na entrada, comece a inseri-lo. Você conseguirá empurrá-lo um pouco para dentro e para cima. Repita. Segure o pênis entre seus dois dedos e dirija-o para dentro da vagina. Ao repetir o movimento dos dedos, de novo e de novo, é como se estivesse guiando o pênis para dentro da vagina, empurrando-o suavemente, um pouco mais de cada vez. Quando tiver empurrado tudo para dentro (ou o máximo que conseguir inserir — se conseguir colocar a cabeça, já é um bom começo), remova as mãos e aproxime as áreas pélvicas o máximo possível, então, envolvam um ao outro com as pernas e relaxem! Usem travesseiros para ficarem o mais confortáveis que puderem, e use outras chaves do amor para fortalecer sua presença. Nessa posição, o contato visual é fácil e importante, assim como a respiração, e ainda é possível para o homem colocar a mão nos seios da mulher enquanto ela pode afagar as nádegas e as coxas dele.

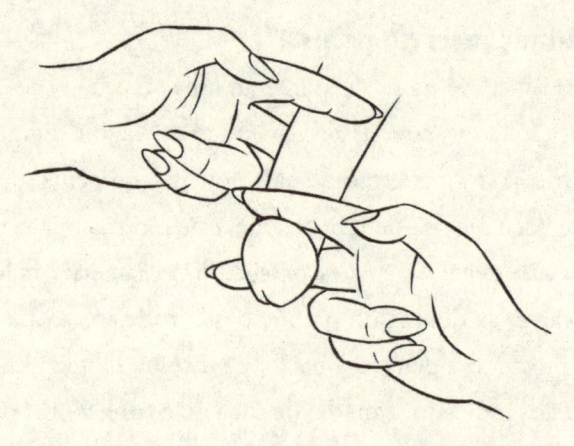

FIGURA 9. POSIÇÃO DOS DEDOS PARA A PENETRAÇÃO SUAVE

Você *deve*, sem dúvida alguma, manter a vagina relaxada durante a penetração suave, ou será como tentar forçar seu parceiro a entrar por uma porta fechada. Simplesmente não vai funcionar. Enquanto insere o pênis, é bem provável que você queira olhar entre suas pernas para ver o que está fazendo, sobretudo no início. Para isso, erga a parte superior do corpo contraindo a musculatura abdominal. Quando o abdome se contrai, a vagina também o faz, então, para evitar que isso aconteça, leve sua atenção e sua consciência para a vagina, de modo a mantê-la relaxada e aberta. Descobri que se, ao segurar o pênis e antes de sua inserção, eu ficar um instante deitada e relaxar a vagina conscientemente, isso vai me ajudar a expandir e relaxar a musculatura vaginal. Quando tiver feito isso, deslize para dentro o pênis mole. À medida que o pênis e a vagina relaxam, a penetração suave se torna mais fácil. Você pode usar a penetração suave como uma forma de iniciar o ato de amor sempre que quiser, ou usá-la quando precisar. Mas nunca se esqueça dela.

Uma nova linguagem sexual

Quando você dá início a essa nova experiência, é importante se lembrar de expressar o que está sentindo. Por exemplo, ouvir da parceira que ela consegue sentir a energia que irradia do pênis ainda mole dá ao homem um grande alívio. Descobrir que ele está vivo quando mole é muito reconfortante. O homem pode parar de se preocupar com a ereção e voltar sua atenção para a experiência direta do pênis dentro da vagina. Esse é um nível muito mais sutil de percepção e requer uma quietude mental e a ausência de pensamentos ansiosos.

Unir os corpos desse modo põe um limite à excitação e abre todo tipo de outras possibilidades para a relação sexual. Deixe tudo por conta dos genitais, amparados por sua consciência, e eles farão tudo o que lhes parecer certo. Esta é uma linguagem sexual completamente nova. O pênis pode permanecer na vagina, zumbindo em silêncio, satisfeito, ou depois de algum tempo ele pode começar a vibrar com força. Pode aos poucos ficar ereto e firme, forçando a passagem no interior da vagina, dançando e elevando-se com movimentos espasmódicos, ou relaxar de novo, esgueirando-se até sair por completo, para em seguida erguer-se de novo numa vibrante penetração. Por meio desse encontro dos opostos, podem acontecer milagres.

Pontos principais

- A penetração suave é fácil, e é uma forma maravilhosa de começar a fazer amor.

- Isso significa que vocês podem se estimular juntos, de forma tranquila.

- "Partilhe seu agora" para aumentar a consciência e a sensibilidade genital.

- Pode ocorrer uma ereção em resposta à vagina, uma experiência sexual deliciosa.

- A energia sexual surge da interação entre as polaridades masculina e feminina.

13

A PENETRAÇÃO PROFUNDA

Incontáveis gerações de mulheres deixaram de alcançar seu potencial orgástico divino, o prazer feminino da sensualidade e do amor através do sexo. O jardim do amor, o portal secreto que leva ao êxtase sexual de mulheres e homens, jaz abandonado, intocado e tomado por ervas daninhas. Todas as memórias emocionais de experiências sexuais dolorosas de uma mulher, como estupro, aborto, agressão e abuso, por exemplo, deixam sua marca psicológica na parte mais profunda da vagina. Isso causa uma constrição nos tecidos, tornando as paredes vaginais rígidas e inflexíveis. Desse modo, ergue-se nos tecidos uma defesa protetora constante, e a vagina se contrai instintivamente durante a relação sexual, inibindo uma penetração mais profunda. Além disso, a cabeça do pênis, mesmo com sua forte positividade, não consegue ter uma interação suave e direta, nas profundezas da vagina, com sua contraparte negativa, afetando o fluxo de energia.

O êxtase sexual nas mulheres

Para a mulher vivenciar essas energias extáticas nas profundezas de sua vagina, as tensões e a perturbação criadas por eventos do passado devem ser aos poucos liberadas, de modo que seu polo negativo se torne simples e inocente, com uma receptividade acolhedora. Ela, então, torna-se capaz de receber e de utilizar a energia masculina positiva de forma plena, para que circule dentro de si. Quanto mais sensíveis forem o pênis e a vagina um ao outro, e quanto mais longamente um casal fizer amor dessa forma confiante, mais ela conduz a uma experiência extática de amor. A troca de energia entre os órgãos sexuais é estimulante o suficiente para fixar você com firmeza no presente momento, gerando de forma natural a dimensão do tantra.

Penetre nas profundezas e permaneça imóvel

Para fortalecer a natureza original do efeito da polaridade em nossos órgãos do amor, eles precisam receber uma cura consciente e ser purificados de tensões tóxicas. Isso é feito por meio da penetração profunda e sustentada. Para a mulher, a área focal de cura está localizada no fundo da vagina, bem no alto. Ela inclui as laterais do canal vaginal superior e o colo do útero, que se projeta nessa parte da vagina. É esse o jardim do amor, o local onde ela conhecerá o verdadeiro êxtase no sexo. Quando uma mulher é tocada de forma tão profunda e consciente pelo pênis, ela pode experimentar pela primeira vez em seu corpo o amor real por meio do sexo. Uma amiga sentia esse amor como se uma pérola rolasse do pênis até seu coração. Aqui, onde ela é toda mulher, seu coração se abre de forma bela e natural, mas esse é um evento muito raro. Em vez disso, a penetração em geral limita-se a investidas curtas, focadas nos primeiros centímetros da vagina, onde há vários anéis musculares robustos circundando a entrada. Os movimentos rápidos para a frente e para trás na entrada provocam um atrito e têm o efeito de criar um prazer intenso, que leva à excitação e ao desejo pelo orgasmo. Desse modo, a mulher perde o interesse em manter a consciência na joia que fica na parte superior da vagina. Raras vezes ela tem a oportunidade de sentir sua joia com verdadeira ternura, e assim a fonte de sua real feminilidade permanece inexplorada.

A forma como mulheres (e homens) dependem do clitóris para o orgasmo feminino não tem ajudado em nada no que diz respeito à consciência vaginal. Inúmeras mulheres não conhecem a satisfação de um orgasmo vaginal pleno e, assim, para muitas de nós o clitóris torna-se o foco principal da atenção quando fazemos amor. Com movimentos agressivos da pelve, empurrando-a para estimular o clitóris, ela é capaz de criar a excitação necessária para o orgasmo. Os homens também se acostumaram a dar satisfação sexual às mulheres por meio do clitóris. O resultado de tanta excitação sexual foi uma relativa perda de sensibilidade da vagina. Na parte superior, ela é defensiva, e, na parte inferior, é tensa, rija e ansiosa.

Restabelecendo as polaridades masculina e feminina

Em sua sabedoria inigualável, a natureza nos dá o instrumento perfeito para reparar a situação. Esse poder é encontrado na potência do pênis. A penetração profunda e sustentada pelo pênis, de fato, é a melhor forma de restabelecer tanto a polaridade masculina quanto a feminina. A cabeça do pênis atua como um ímã de extrema sensibilidade ao entrar no campo energético do polo feminino. Ela tem um efeito dramático sobre as pressões vaginais acumuladas, precipitando uma descarga que é sentida de diversas formas, e com o tempo a área vai se transformando e passa a gerar deliciosas energias femininas. Com isso, ambos os polos são fortalecidos. Como parte integral desse processo de cura que ocorre na vagina, há também um retorno da sensibilidade, da flexibilidade e da consciência ao próprio pênis. Os homens também carregam tensões e dores acumuladas, em consequência de conceitos equivocados e do mau uso e do abuso de seu maravilhoso polo positivo. Essa perturbação resulta em dois extremos masculinos predominantes — de um lado, a tensão excessiva durante o sexo, levando à ejaculação precoce, e do outro, a impotência, a falta de resposta ou de sensibilidade do pênis em virtude da atrofia sexual. Ambos os desequilíbrios podem ser sanados com a remoção das tensões acumuladas nos genitais masculinos.

Para a mulher, a penetração profunda é uma forma de fazer contato com suas energias divinas e, para o homem, uma oportunidade de experimentar sua verdadeira potência sexual. Quando o corpo de uma mulher está preparado para o amor, com envolvimento de seu coração, sua sensualidade se torna plena e ela responde ao amor de forma espontânea, o que é muito satisfatório para o homem. Aqui reside a verdadeira autoridade masculina, de ser altruísta o suficiente para amar por inteiro uma mulher e se doar a ela. A mulher sente que sua vida foi enriquecida em termos energéticos ao receber a energia ativa, e o homem se torna receptivo por ser capaz de doar, criando nessa troca um círculo que preenche o casal com o esplendor do amor.

A penetração profunda *sustentada* deve ser vista como um *estilo* de fazer amor, e não como algo que você faz de vez em quando. Pratique-a sempre que for possível. Para isso, uma ereção plena é necessária, e, se o homem acha que não está totalmente ereto, ele pode mover-se um pouco, mas deve evitar excitação em excesso. Deve haver apenas movimento ou excitação suficientes para uma ereção suave, não mais do que isso. Se o estado de ereção resulta da penetração suave, mova-se devagar mais para o fundo da vagina. Para fazê-lo, você pode mudar de posição movendo as pernas de um lado a outro, se possível, sem que o pênis perca contato com a vagina, de modo que o homem esteja, então, ajoelhado entre as pernas da mulher. Ela encolhe as pernas, dobrando-as de encontro ao peito, e arqueia a pelve para cima, para aprofundar ou alterar o ângulo da penetração. Use alguma das outras chaves do amor ao mesmo tempo, como o encontro de olhares, a respiração lenta e profunda, a comunicação e a consciência nos genitais *(veja a figura 10)*.

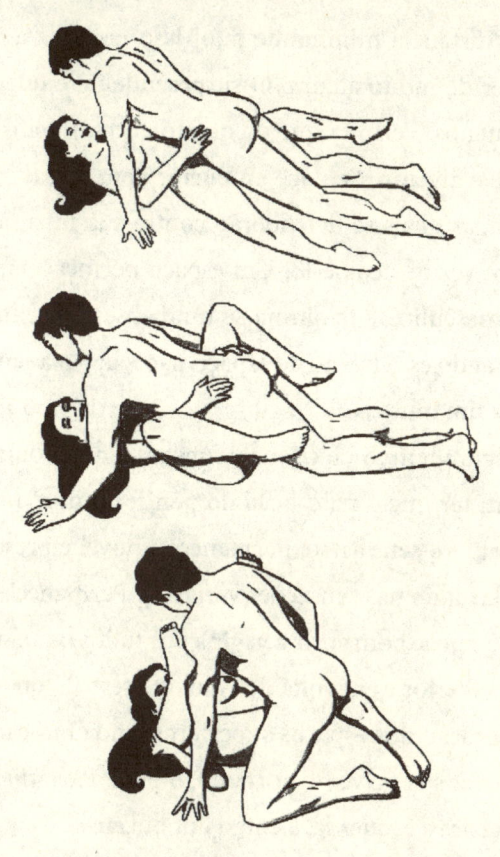

FIGURA 10. POSIÇÕES PARA PENETRAÇÃO PROFUNDA SUSTENTADA

Abordagem lenta e absorvente

Qualquer abordagem que inclua investidas pesadas ou insensíveis fará com que a mulher contraia a vagina, numa defesa automática; portanto, penetre de forma consciente e o mais devagar possível, milímetro a milímetro. Entre o máximo que conseguir, ou até sentir alguma resistência à cabeça do pênis. Você pode estar tocando o colo do útero, que é a abertura para o útero, ou as laterais e os limites superiores do canal vaginal. Uma vez tendo chegado aí, mantenha o pênis imóvel. Não se mexa. Mantenha sua consciência e sua atenção na cabeça do pênis, sentindo-o da raiz para cima. Não o force de encontro aos tecidos da vagina; isso é algo importante. Quando você sentir que penetrou o mais fundo possível na vagina, recue apenas uma fração de milímetro. Uma distância mínima de fato! Isso faz toda a diferença e não afetará seu prazer de modo algum. O surpreendente é que você deve sentir mais, e não menos. Permita que o contato entre o pênis e a vagina seja "permeável", leve e arejado. Se você empurrar com força, irá compactar as células da vagina, as quais se defenderão contra sua intrusão, empurrando você de volta, em vez de acolhê-lo. Um espaço permeável mínimo permite que as energias masculina e feminina se fundam e que tenha lugar o efeito de dispersão. Quando essa fração de espaço não é dada, a sensação é de estar esmagado contra um muro.

Depois de algum tempo de contato constante, uma pulsação ou um latejamento podem ter início na cabeça do pênis, no ponto onde ela toca as paredes da vagina. Ao sentir isso, permaneça imóvel e presente por quanto tempo puder, relaxando nas sensações variáveis. Permaneça com a sensação que for. Com o tempo, é bom abrir a vagina por todos os ângulos; existe mais espaço na parte superior e em volta do colo do útero do que pensamos. Para estimular a exploração dos espaços superiores ainda intocados da vagina, o homem deve mover sua pelve (e, portanto, o pênis) *lentamente* para o lado, para a direita ou para a esquerda, e então imobilizar-se. Não se deve confundir isso com um movimento para a frente e para trás; é um deslocamento lateral, por meio do qual o homem altera o ângulo de sua pelve, o que permite ao pênis alcançar áreas mais remotas. A seguir, aguarde, permitindo que a inteligência do pênis guie você. Ele pode começar a se mover por vontade própria, buscando áreas de tensões escondidas, ou ser sugado para cima pela vagina. Essa inteligência magnética é extremamente tocante, uma união de homem e mulher, corpo e coração.

A mulher deve permanecer imóvel e receptiva, concentrando-se em seus seios e relaxando a vagina, mantendo a consciência nas profundezas onde o pênis está fazendo contato. A sensação será de êxtase, uma sensibilidade acentuada, às vezes, quase insuportável, pelo surgimento de uma experiência sexual totalmente nova. Num primeiro momento, o homem pode sentir uma energia quase elétrica no pênis ou através do corpo, e ele deve permanecer presente com essa sensação intensa de prazer. É uma experiência incrível, e a mulher também terá sensações correspondentes, por exemplo, ondas relaxadas de orgasmo. Ou toda a área será tomada por um calor radiante, que vai aumentando em intensidade e difundindo-se pelo corpo. Ao fazer amor, continue explorando novas posições que aprofundem a penetração. Para intensificar essa troca, imagine que seus órgãos são geradores de energia amorosa.

Depois de algum tempo dessa troca extática, o pênis pode começar, de forma inesperada, a recolher-se, e assim, aos poucos, o homem perde sua ereção. Pode parecer alarmante, mas é um processo natural, de ação e repouso. Uma vez que o pênis tenha transformado uma certa energia, ele naturalmente se recolhe a um estado de relaxamento. Se o casal puder manter a consciência no pênis e na vagina enquanto isso ocorre, e continuar imóvel, em vez de mover-se ou de perder o interesse, normalmente o pênis voltará a erguer-se de novo nas profundezas da vagina.

Curando a dor e as memórias sexuais

No início, é possível que esse contato cuidadoso por meio da penetração profunda sustentada possa causar incômodo ou uma sensação dolorosa em alguns lugares, gerando na mulher um impulso de mover-se e se afastar. Pode também dar um sensação entorpecida, distante. Cabe compreender que a dor ou o entorpecimento geralmente refletem algum tipo de tensão ou memória celular contida no tecido. Algumas mulheres sentem uma dor que se reflete no ânus ou na lombar, nas pernas e em pontos que talvez já manifestem outros problemas físicos. A intensidade de dor, tensão e emoção presentes na vagina tem relação direta com sua história sexual. Qualquer que seja a dor ou o abuso que tenhamos sofrido, todos nós temos nosso passado sexual, e suas angústias, depositado sobre nosso polo feminino. Tais dores e lembranças com frequência são inconscientes, e raramente as percebemos. Mas, ao desacelerarmos e levarmos a consciência aos genitais para curá-los, antigas dores emocionais enterradas no passado podem aflorar. O primeiro sinal de dor ou desconforto não deve ser evitado. A dor é um convite, um indicativo de tensão; a dor indica que o toque curativo é necessário. É importante que a mulher não permita que o homem pressione e force o local onde dói. Não temos nenhum interesse em ampliar a dor; assim, permita que ele penetre apenas até onde for confortável para você. Comunique a ele o que lhe acontece. Em vez de afastá-lo, peça-lhe que recue um pouquinho; uma fração de milímetro pode ser suficiente. Respire, mantenha o interesse, relaxe e deixe que o pênis transforme a dor em prazer.

Com frequência, a dor se transforma em um prazer intenso ou em lágrimas. É uma liberação da tensão emocional não percebida que resultou em rigidez e falta de receptividade vaginal. As lágrimas, a dor, uma tosse ou algum riso que possam aflorar, parecendo sair do nada, são sinais de que a vagina está se suavizando e relaxando. Se você tiver a grande sorte de experimentar esse tipo de liberação, vai perceber uma mudança imediata (e é imediata mesmo) na sensibilidade de sua vagina. De repente, sua percepção se aguça quando a alegria e a vitalidade se espalham pela área. O homem também vai sentir uma profunda expansão, uma intensificação do prazer e mais sensibilidade no pênis.

Da mesma forma, o homem também pode ter uma liberação espontânea de emoções, sentir dores agudas, ardência, derramar lágrimas de alívio e, com isso, ter um fortalecimento imediato de sua autêntica energia masculina. Se a dor persistir depois do ato de amor, pode haver um componente emocional não expressado; nesse caso, é importante que o homem seja incentivado a expressar seus sentimentos ocultos. Usar sons para expressar a dor, descobrir um som que vibre a partir da dor em si e qualquer coisa que flua a partir dessa expressão são formas de liberar tais tensões.

Com essa dissolução das tensões por meio da presença consciente do pênis na vagina, tem início um processo de cura. O pênis cura e transforma a vagina e, ao fazê-lo, ele também é curado e transformado. O processo ocorre como consequência de seu poder transformador, e nele fecha-se um círculo inato, em que o pênis e a vagina são curados um pelo outro; o equilíbrio natural é restaurado no homem e na mulher. Por essas razões, o tantra é descrito como um processo de grande purificação. Nós nos libertamos do passado ao purificar-nos de suas tensões, que limitam a energia sexual e sua expansão. Tornando-se mais puros, simples e inocentes, os genitais são capazes de gerar energia sexual, e isso transforma o ato. Ele se torna calmo e sereno. Quando a inteligência magnética inata é devolvida aos órgãos sexuais, ela se torna uma terna força espiritual, uma alegre inspiração. Por fim, nos tornamos capazes de tocar e sermos tocados um pelo outro.

PONTOS PRINCIPAIS

- O "positivo" masculino e o "negativo" feminino geram energias extáticas que fluem.

- As energias femininas divinas estão localizadas na parte superior da vagina.

- Esse "jardim do amor" extático deve ser despertado de forma consciente pela penetração "permeável" profunda sustentada.

- A cabeça do pênis é semelhante a um ímã poderoso.

- Quando a consciência no pênis e na vagina é purificada, o êxtase sexual aumenta.

- Permita que a penetração sustentada seja um "estilo" de amor sempre que a ereção estiver presente.

14

AS POSIÇÕES DE ROTAÇÃO

No sexo tântrico, a posição em si não é importante; quem está na posição é o que importa. Portanto, não há posições especialmente descritas para o tantra, porque são as pessoas que fazem as posições. O importante é que você faça a posição funcionar. Se você está presente, respirando e relaxado, qualquer posição pode ser a correta, mas você deve estar totalmente interiorizado para criar uma nova realidade sexual. Esse é o presente sexual do tantra, a consciência da vitalidade que está dentro do corpo.

Comunhão genital

O aspecto mais significativo em qualquer posição é que ela deve ampliar a comunhão genital, aumentando a profundidade e o contato entre o pênis e a vagina. E isso deve ser confortável. Caso contrário, se houver algum desconforto no corpo, a consciência será desviada. A posição que você escolhe deve ampliar a sensibilidade e a experiência — que pode consistir em um formigamento, um fluxo ou uma sensação de troca elétrica, ou outro tipo de sensação. Com uma nova compreensão do pênis e da vagina como polos complementares, partes de uma unidade, podemos agora transformar nosso modo de pensar sobre as posições e o movimento durante o sexo. É muito vantajoso se ambos se encaixam perfeitamente um no outro, de modo a aumentar o potencial energético. Também é maravilhoso quando a mulher afasta seus lábios genitais, abrindo-os depois (ou antes) da penetração, pois isso torna o contato mais sensual. Penetre o mais fundo que puder e, ao mesmo tempo, deixe que este seja um contato "permeável", lembrando que empurrar as paredes da vagina com força excessiva pode anular essa sensibilidade magnética. No tantra, não importa qual seja sua posição, é preciso permitir que os corpos permaneçam juntos ou se movam como uma unidade, mantendo o pênis e a vagina como ponto focal imóvel. Quando temos isso em mente, os próprios corpos encontram posições criativas ao redor da conexão genital.

Os movimentos pélvicos no sexo convencional são geralmente feitos em oposição um ao outro; o casal se afasta e depois empurra um contra o outro ao mesmo tempo. O movimento para a frente e para trás, forçando o pênis para dentro e para fora da vagina, é feito sem um momento sequer para uma correspondência real entre ambos. No tantra, porém, quando o casal se move como uma unidade, o pênis não sai da vagina. Ele se mantém o tempo todo nas profundezas da vagina, e os corpos fazem uma rotação e se movem ao redor dessa conexão primária *(veja a figura 11)*, cada uma das posições contribuindo para a troca sexual. A emoção das mudanças de posição durante as rotações substitui com facilidade o padrão de investidas e o atrito no sexo. O homem também descobrirá que é possível uma certa movimentação prazerosa dentro da vagina sem de fato mover-se ou criar algum atrito, e que isso é delicioso. À medida que o homem adquire mais sensibilidade e imobilidade, seu pênis começa a orientá-lo ao fazer amor, informando quando mudar de posição ou se mover, e quando explorar ou ficar imóvel. A autoridade e a confiança conferidas pelo homem a seu pênis transformam o ato amoroso em uma experiência divina.

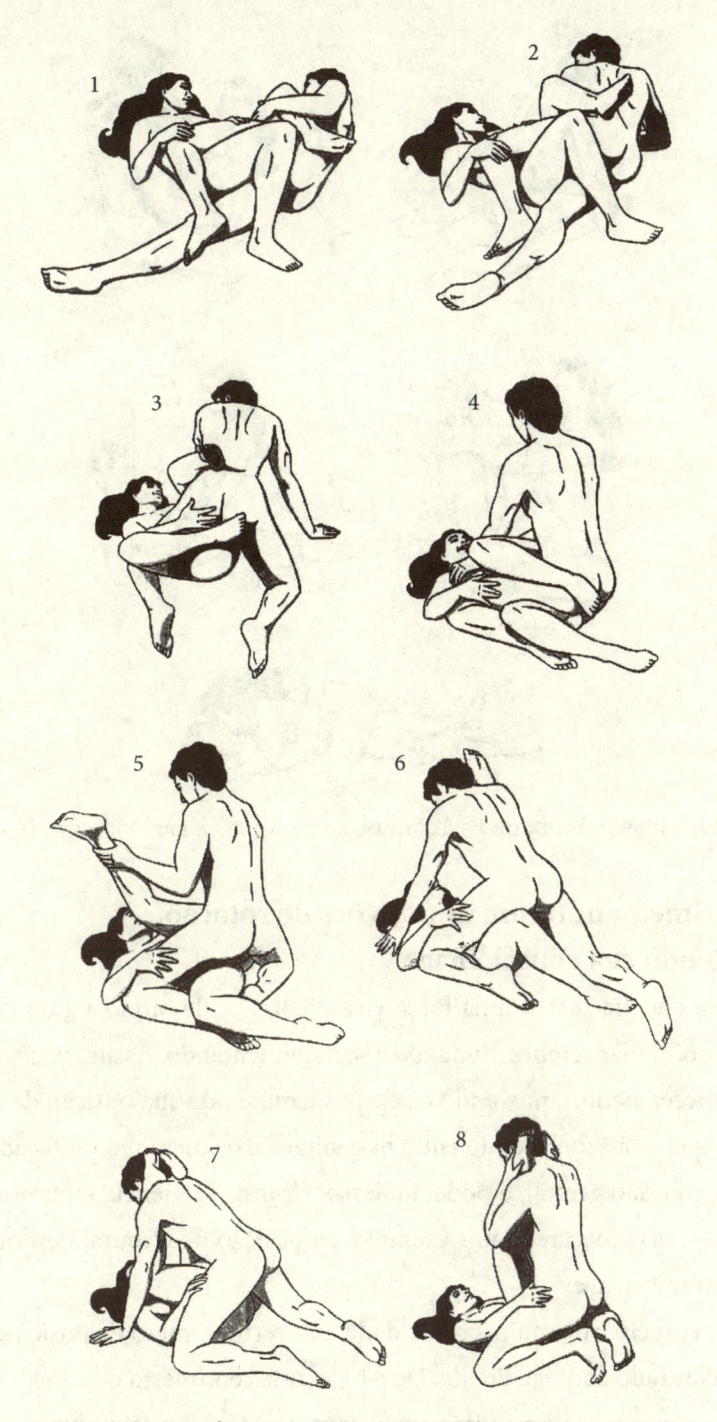

FIGURA 11. SEQUÊNCIA DE POSIÇÕES DE ROTAÇÃO PELA FRENTE

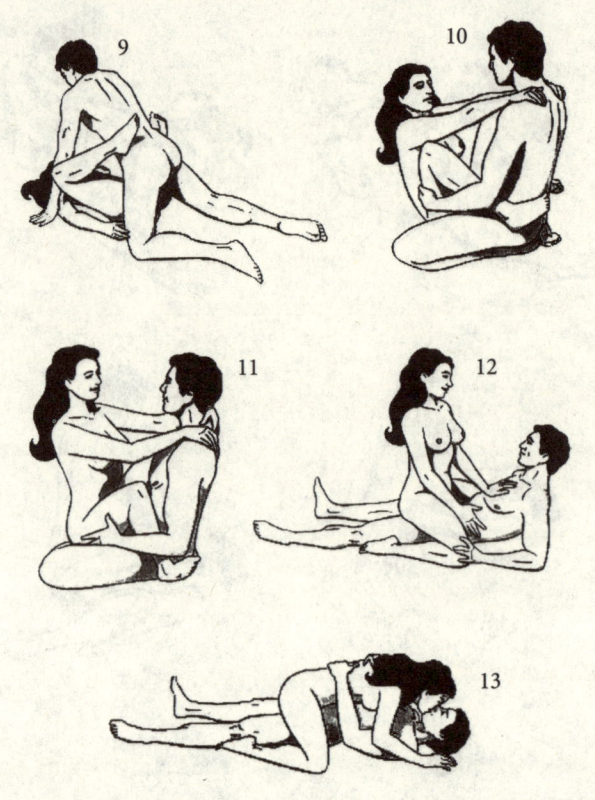

Figura 11. Sequência de posições de rotação pela frente (continuação)

Experimentando com as posições de rotação, mantendo sua consciência

Sendo a energia sexual uma força viva dinâmica, de modo algum estática, ela vai continuar sempre mudando e se movimentando. Assim, vocês devem permanecer atentos, movendo os corpos e mudando sua posição de acordo com o que está acontecendo entre os genitais. Executem uma rotação ao redor da conexão genital, e poderão descobrir uma sequência interessante de posições, se começarem, por exemplo, na posição de tesoura, descrita para a penetração suave.

Sem precisar de muita criatividade, um certo número de posições pode ser encontrado com facilidade. De fato, a cada centímetro que vocês se moverem, seus corpos assumirão uma nova posição. Experimentem e vejam com que facilidade os corpos conseguem rolar juntos! Para começar, você pode explorar possibilidades *sem* a penetração. Deitem-se juntos no chão, sobre um tapete, em qualquer posição, e imaginem que os genitais estão unidos. Então, mantendo as pelves juntas (de modo que o pênis perca o contato com a vagina), comecem a mudar de posição movendo os corpos em sincronia, e descobrirão que uma sequência de posições vai surgindo. Mantenha cada posição por alguns minutos e então mude de novo. Com essa flexibilidade e tantas opções, o corpo consegue encontrar a posição certa para o momento, seja esse momento um segundo ou uma hora. Quando você volta a atenção para a conexão entre os polos e a troca de energia, você consegue mantê-la com a ajuda dos corpos. Quando os dois corpos estão bem proporcionados, podem tornar-se uma bola fluida de energia que continua rolando com impulso próprio.

A mudança de posição cria presença

Quando você dirige seu foco para a consciência e a presença, a posição da mente é mais importante que a posição do corpo. Se algo muda em sua mente, você pode querer mudar suas posições. Assim, com essa nova compreensão, comece a confiar na sabedoria de seu corpo, a valorize e a obedeça. Se o corpo tiver um impulso espontâneo, siga-o em vez de dar ouvidos à mente. Se você de repente sentir a necessidade de se virar e ficar por cima para fazer amor, mas uma voz interior a fizer se lembrar das vezes em que você fez isso e seu parceiro perdeu a ereção, vá em frente e tente de qualquer forma. Ignore as vozes do passado e se abra para o presente. Esteja viva para você mesma o máximo que puder. Se o corpo escolhe uma posição que faz você sentir-se vulnerável e exposta, isso significa que você está "aqui", isso é algo novo, desconhecido. Fique nessa posição por algum tempo. Não saia dela para aliviar seu desconforto, mas lembre-se de que essa é a intensidade do momento presente. Do mesmo modo, se perceber que está se perdendo em pensamentos, ou se sentindo sonolenta e ausente, mude de posição. Isso gera uma mudança imediata na conexão genital e a ajuda a restabelecer a presença.

Se você conseguir identificar de que modo a energia sexual responde melhor, vai descobrir que, ao menos no início, as antigas posições favoritas não a ajudam mais em sua nova orientação. Por exemplo, quando o homem fica por cima, ele sente uma imensa pressão para fazer algo, pois no passado ele sempre empurrava a pelve para a frente a partir dessa posição. A princípio, pode ser difícil apenas *estar* em uma posição enquanto seu corpo e sua mente anseiam por *fazer* algo. Para permitir ao homem relaxar com mais facilidade, a mulher pode assumir a posição superior. Quando tentei fazer isso, assim que fiquei por cima, também senti uma necessidade de fazer algo; seria fácil me sentir desconfortável e artificial, ou pressionada, e demorou algum tempo para relaxar e apenas *estar*. Mas também aprendi que, quando estou em um fluxo sexual de verdade, meu corpo e o corpo de meu companheiro simplesmente assumem a posição que for necessária.

Tendo isso em mente, saiba que há inúmeras posições que dois corpos podem criar; portanto, sejam criativos e mudem o tempo todo *(veja a figura 12)*. Vocês não precisam se desconectar para fazê-lo; lembre-se de fazer a *rotação* ao redor dos genitais e, se o pênis deslizar para fora da vagina, apenas recoloque-o e encontre uma posição adequada. Entre os casais, algumas pessoas, às vezes, me dizem, por exemplo, "esta posição funciona para mim, mas não para ele, por isso estamos tendo problemas". Tento fazê-los compreender que eles formam uma unidade, que o pênis e a vagina fazem amor juntos. Assim, se uma posição não funciona para um dos parceiros, também não funciona para o outro. É melhor abandoná-la e explorar novas possibilidades. Também percebo que, quanto maior a frequência com que um casal faz amor com tranquilidade, mais suaves, mais flexíveis e menos temerosos os corpos se tornam. Com frequência, eles descobrem que posições que antes eram difíceis de repente tornam-se fáceis.

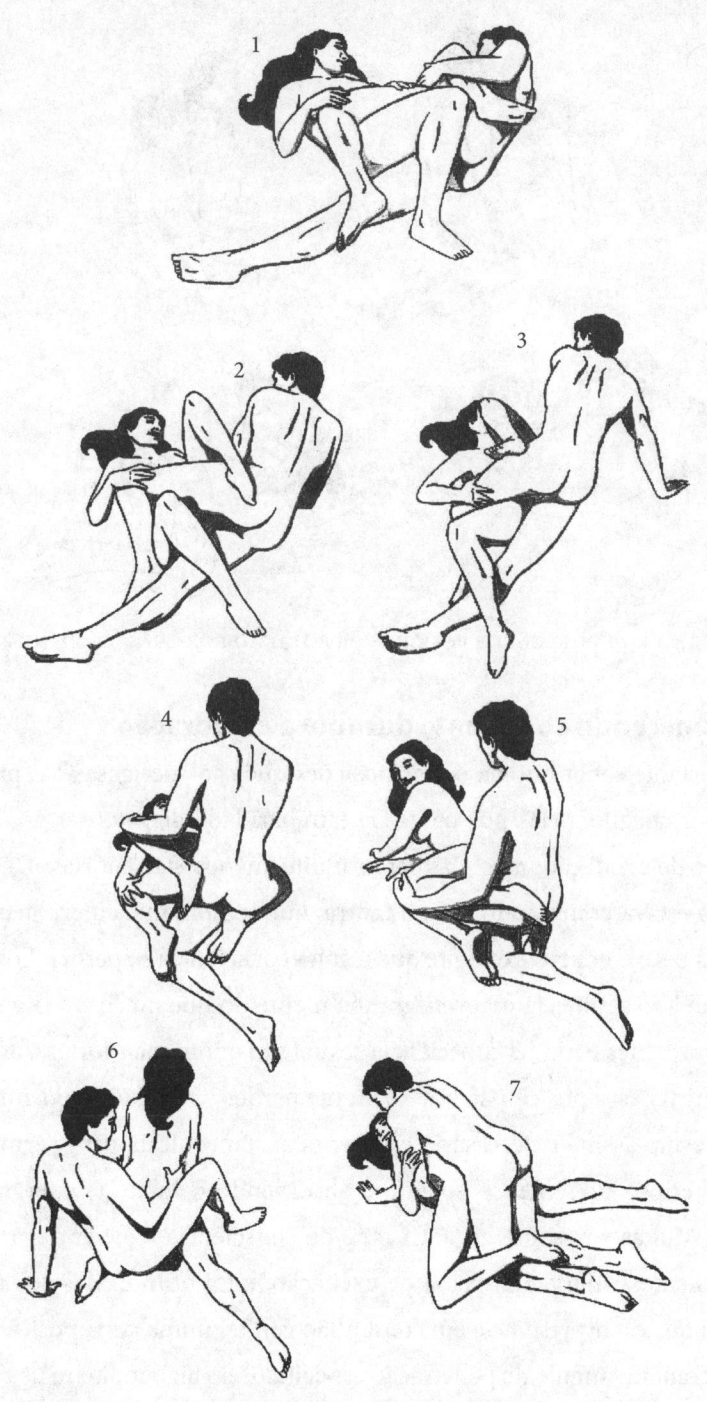

FIGURA 12. SEQUÊNCIA DE POSIÇÕES DE ROTAÇÃO POR TRÁS

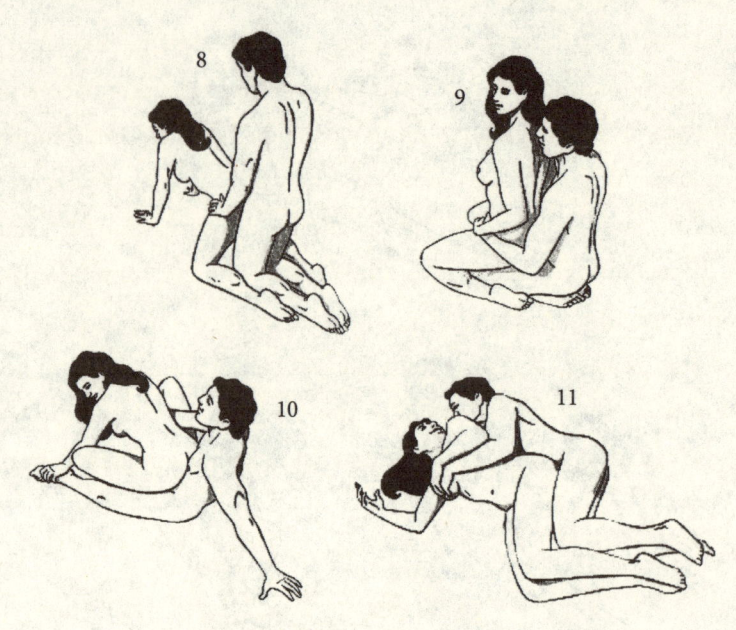

FIGURA 12. SEQUÊNCIA DE POSIÇÕES DE ROTAÇÃO POR TRÁS (CONTINUAÇÃO)

Permanecendo consciente durante a exploração

É importante saber que há certas posições que são "perigosas"! É provável que você chegue a elas por conta da familiaridade de retornar aos velhos padrões de excitação, mas elas serão muito menos satisfatórias. Descobri, quando estava começando com o tantra, que sempre que eu era penetrada por trás o sexo era tão excitante que minha consciência se perdia. Logo percebi que isso acontecia mais em minha mente do que no corpo. Agora que minha presença e minha consciência sexual são muito mais fortes, sou capaz de desfrutar essa posição de novo sem me perder na excitação ou em fantasias. Mesmo assim, é necessário estar em constante alerta para permanecer no misterioso presente, recebendo e absorvendo o fluxo da energia masculina. Muitas vezes, preferi abrir mão da consciência e me entregar alegre e cegamente à montanha-russa de excitação, e foi ótimo! Mas aos poucos percebi que estar presente e em comunhão genital numa certa posição específica, com um ângulo de penetração específico, era algo muito mais extático do que a excitação de outrora.

Talvez esse seja o aspecto mais irresistível da experimentação com o sexo. É muito divertido fazer amor o tempo todo compreendendo pouco a pouco o que está acontecendo, pintando um novo quadro. A intensidade aumenta à medida que diferentes emoções começam a deixar o corpo; você se sente mais disponível e sensível e, graças ao fato de as emoções surgirem num contexto amoroso, uma cura profunda é possível. O amor elimina as dores do passado — às vezes, com lágrimas, às vezes, com risos e, às vezes, com o silêncio.

Há certas posições que simplesmente são confortáveis e, assim, nos estimulam a fazer amor por um longo tempo. Às vezes, é maravilhoso apenas nos encaixarmos, fechar os olhos, relaxar e repousar na consciência por uma ou duas horas *(veja a figura 13).*

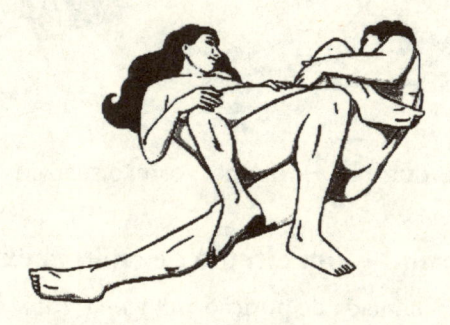

Figura 13. Posição lateral: relaxados e serenos com olhos fechados

A posição de tesoura, sugerida anteriormente para a penetração suave (com o homem deitado de lado, a mulher de costas, abrindo as pernas e levando sua pelve até a dele), é especialmente boa por ser um tanto neutra. Não há ninguém em cima e ninguém por baixo; é bem equilibrada e, o mais importante, confortável para ambos. Além disso, a maioria das pessoas pode executá-la com facilidade, de modo que pode ser uma posição relaxante pela qual começar a fazer amor.

A posição com o homem por cima, o clássico "papai e mamãe" *(veja a figura 14)*, pode também ser usada com êxito para "não fazer" e para a penetração profunda. O homem apenas se deita ou fica sobre a mulher apoiado nas mãos e nos joelhos, sem fazer investidas, mantendo a penetração profunda e imóvel. A mulher pode levantar as pernas, erguendo a pelve para facilitar a penetração. A partir dessa posição, é fácil rolar para um dos lados como uma unidade, mantendo o contato vaginal profundo. Usando travesseiros para tornar confortável a posição, o homem se deita entre as pernas da mulher e ambos ficam um de frente para o outro, deitados de lado. Essas posições também são boas para a limpeza energética e a cura dos genitais, em que a penetração profunda é necessária.

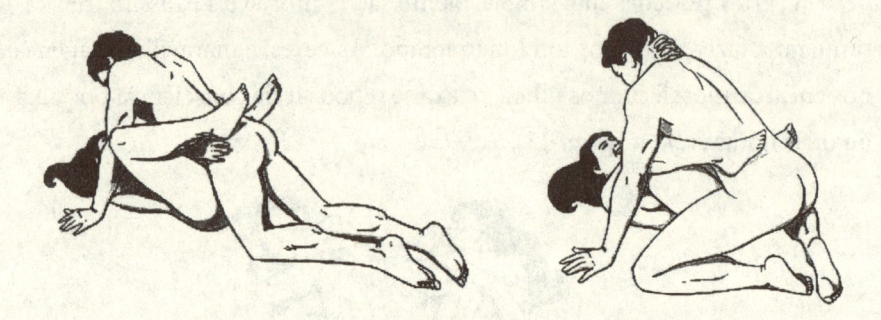

FIGURA 14. HOMEM NA POSIÇÃO SUPERIOR

A posição *yab yum* — um círculo de energia extático

A posição sentada, chamada de posição *yab yum* (*veja a figura 15*), é maravilhosa porque a coluna e a energia do corpo ficam na vertical, alinhadas ao céu e à terra, com a gravitação e a levitação. O peito do homem e os seios da mulher encontram-se com facilidade, assim como os olhos e os lábios, e um círculo de energia extático e gratificante é sentido entre os corpos. Quando tentar essa posição, pode ser necessário um travesseiro sob as nádegas da mulher para sustentar sua pelve, tornando mais fácil para ambos manter a posição confortavelmente. Faça apenas se sentir que deve fazer. Quando os canais sexuais estão abertos, a energia sexual coloca o corpo automaticamente em determinadas posições em função da força energética entre os corpos, e não de uma decisão consciente.

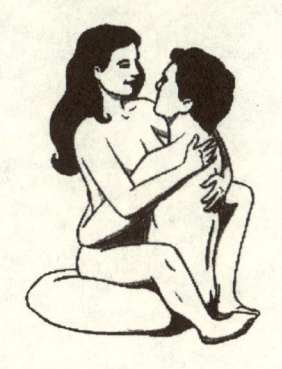

Figura 15. Posição *yab yum*

Há livros sobre sexo que descrevem posições especiais que podem ter um efeito mágico, mas essas posições derivam da inteligência de dois corpos conscientes, e não da mente. Quando tais posições são transformadas em técnicas sem respaldo da consciência e da energia sexual, tornam-se cascas vazias, sem valor intrínseco. Portanto, não se preocupe com posições especiais. A posição *yab yum*, por sua vez, dirige o foco para os genitais enquanto você faz amor, e, se você se sentir sonolento ou desconfortável, mude de posição e vai perceber de repente que está mais presente e mais consciente da energia sexual. Quando permitimos que nossos corpos reajam um ao outro e dancem juntos, as posições cuidam de si mesmas.

Pontos principais

- Presença e consciência são mais importantes do que as posições.
- A vagina e o pênis dentro dela formam uma unidade.
- Preserve essa unidade para aumentar a possibilidade de troca energética.
- Mude de posição fazendo uma rotação ao redor da conexão genital.
- Isso naturalmente muda o ângulo de penetração e aumenta a sensibilidade.
- A mudança de posição traz presença, vitalidade e fluidez ao amor.

PARTE 3

A JORNADA

15

MARQUE UM ENCONTRO
PARA FAZER AMOR

Nós marcamos encontros para jantar, para ir ao cinema e para negócios, mas raramente marcamos encontros para o amor. Por alguma razão, fazer amor, que é o principal pensamento entre a maior parte das pessoas, em geral, termina indo para o final absoluto da lista. A maioria de nós faz todo o trabalho que tem de fazer, come, bebe, se diverte, antes de pensar no amor. E, então, quando estamos exaustos, ou sob os efeitos do álcool, ou digerindo uma refeição pesada, ou todos os três juntos, decidimos fazer amor. Dificilmente nesse momento vamos nos encontrar em nossa melhor forma; portanto, esperar que tal experiência seja uma linda e sagrada celebração do amor é algo irreal, e até injusto.

Muitas vezes, quando marcamos um encontro para jantar ou ir ao cinema, nós o fazemos com o desejo de que tudo termine na cama. No entanto, ficamos ali sentados, cruzando e descruzando as pernas, consumindo um prato após o outro, jogando conversa fora, imaginando ansiosos quando irá acontecer, ou se de fato irá acontecer! Sempre que tive a coragem de ser honesta com um homem em relação ao que eu desejava, senti um alívio imediato, minha energia pôde fluir livre, e isso me ajudou a agir de forma natural.

Sempre apreciei, também, quando um homem era direto a respeito de suas intenções, quando ele se expressava e me dizia que queria fazer amor, sem os joguinhos que, em geral, precedem o sexo. Marcar um encontro para fazer amor é incomum em nossa sociedade. Contudo, casais que tentaram essa abordagem disseram que, a princípio, houve resistência, porque isso bloqueava a espontaneidade do sexo; porém, mais tarde, relataram que funcionava muito bem. Algumas mulheres disseram que, depois de superarem a ideia de que estavam "fazendo amor por encomenda", a certeza de que iriam fazer amor com seus parceiros proporcionava-lhes um grande prazer. Elas se sentiam mais valorizadas e amadas, mais abertas e mais disponíveis. Os homens relataram se sentir muito mais relaxados quando sabiam que iriam fazer amor em um momento definido, pois isso reduzia sua obsessão mental com o sexo. Diziam ser mais fácil concentrar-se em outras atividades ao longo do dia, sem pensamentos eróticos recorrentes ou ansiedade. Muitos disseram que, sabendo que tinham um encontro marcado para fazer amor, deixavam de olhar compulsivamente para outras mulheres.

Embora muita gente afirme desejar que as coisas sejam espontâneas, a verdade é que é muito raro que isso aconteça. Fazemos as mesmas coisas no sexo, de novo e de novo. Os homens, muitas vezes, preocupam-se por antecipação, sem saber se e quando as mulheres vão permitir a eles fazer amor de novo. As mulheres são conhecidas por recusar sexo aos parceiros de propósito; todos nós já ouvimos piadas sobre as mulheres e suas perpétuas dores de cabeça que aparecem na hora de ir para a cama. "Quando ela vai deixar que eu a penetre de novo?", o homem se pergunta, e isso o deixa inquieto e ansioso. Saber que ela *vai estar* lá, pronta e com disposição para o amor, é reconfortante para o homem. Ele sabe que não vai precisar conquistá-la ou convencê-la, e essa tranquilidade dá a ele uma autoridade amorosa, permitindo que direcione de forma criativa sua energia masculina. Por isso, é importante que a mulher não invente desculpas na hora de fazer amor. Com certeza, haverá ocasiões em que a mulher terá motivos verdadeiros para não se entregar, mas, em geral, vale a pena de fato, e é muito interessante fazer amor e desconsiderar algo incômodo que esteja acontecendo. Quando a mulher mantém seu compromisso de fazer amor, o homem fica menos ansioso, e isso também faz bem a ele e, consequentemente, aos dois. Saber que o sexo vai acontecer pode também servir para prolongar o encontro amoroso, uma vez que a ansiedade causa tensão, que gera excitação e a possibilidade de uma ejaculação precoce.

Fazer amor sem encontro marcado ou preparação significa que o ato acontece por acaso, o que, por sua vez, significa menos consciência. Quando comecei a marcar encontros para fazer amor, descobri que saber com antecedência o que iria acontecer, na realidade, me transformava em uma amante mais sensível. Eu conseguia me sintonizar no sexo algumas horas antes do evento, me tornava consciente de meus seios e de minha vagina, trazendo lentamente essa consciência para dentro de meu corpo antes da chegada de meu amado. Quando, por fim, nos deitávamos juntos, eu estava quase pronta para a penetração. A ideia de cooperar dessa forma, e a preparação mental que a acompanha, muda por completo a qualidade do ato amoroso.

Encontro sexual

Talvez, quando começarem a marcar os encontros, você passe a se sentir um pouco constrangido(a), até mesmo tímido(a) ou desconfortável, sobretudo quando chegar a hora de tirar a roupa e ir para a cama. Dar esse passo consciente, em vez de perder tempo no sofá com uma demorada sedução, pode ser um desafio por si só. No entanto, vale a pena ir em frente. Tirem a roupa de modo consciente e com calma, e permitam-se ser vistos. Olhem um para o outro com um olhar gentil. Aproximem-se um do outro de forma gradual, abracem-se com carinho, lembrando-se de manter a consciência voltada para dentro de si e para os órgãos genitais. Talvez vocês prefiram deitar-se virados um para o outro, ou sentar-se de frente um para o outro. Essa postura de franqueza traz uma vitalidade que obriga você a estar no momento presente.

Lembro-me de um amigo ter me contado que, depois de ler alguns artigos que eu havia escrito, ele e sua parceira haviam decidido marcar um encontro para fazer amor. Ele ficou surpreso ao perceber que se sentiu extremamente tímido e inseguro, embora já fizesse amor com ela durante anos. Ele achou isso tão impressionante que decidiu desistir. Mas não é interessante ficarmos envergonhados quando de repente nos damos conta do que está acontecendo? E não é curioso que, quando o sexo acontece por acaso ou no escuro, nós nos sentimos mais à vontade? Ao transformarmos o ato sexual em algo consciente, é provável que no início ocorram alguns momentos desconfortáveis, mas não desanime. Confie em seu par, pois com ele você não tem necessidade de proteger-se ou de fingir. Vocês se amam. Quando a insegurança se dissolve, nós nos tornamos mais presentes e passamos a confiar mais. Depois de dois ou três encontros, vai parecer muito natural abordar o sexo desse modo, e você sentirá um alívio ao perceber que tudo pode ser muito simples.

Com que frequência devemos fazer amor?

Muitas vezes, me perguntam com que frequência um casal deve fazer amor. Acho muito saudável fazer amor com a maior frequência possível. Quando há geração de energia, e não dispersão, a experiência enriquece e inspira a pessoa. Ela pode fazer amor de novo e de novo. O amor permanece ancorado ao corpo físico, criando um vínculo energético mútuo entre o casal que independe da mente. Isso aumenta a consciência de ambos, e os intervalos entre um ato amoroso e o outro passam a ter uma energia melhor. Um simples café da manhã pode estar repleto de felicidade implícita e de um contentamento silencioso, em que o brilho nos olhos e um sorriso repentino transmitem mais do que as palavras podem dizer. A intimidade está no ar, e ela flui.

Quando comecei a mudar a minha forma de fazer amor, tive a sorte de estar vivendo uma rotina flexível, de modo a ter muito tempo disponível. Fiquei fascinada com as revelações do novo mundo que estávamos explorando e, para nossa felicidade, meu parceiro estava tão animado e disponível quanto eu, de modo que fazíamos amor todo dia, e mais de uma vez. Isso permitia que fosse um processo vivo e orgânico, e nós nos entregamos por inteiro a nossa jornada, criando um quadro singular e diferente, descobrindo a cada vez algo novo. Mesmo quando não estávamos de fato a fim de fazer amor, ainda assim juntávamos nossos corpos, e era surpreendente descobrir que os corpos *sempre* adoravam fazer amor, ainda que a mente não estivesse muito interessada. Quanto mais fazíamos amor, mais entendíamos como e por que alguns efeitos se descortinavam, e nos tornamos capazes de desfazer equívocos que nos prendiam aos antigos padrões insatisfatórios de nosso passado sexual.

Essa foi minha experiência pessoal, mas cada um deve decidir por si com que frequência é mais apropriado fazer amor. Alguns casais gostam de fazer amor todo dia, porque isso mantém o fio do amor e da consciência entremeado ao corpo. Esse momento passa a ser uma parte importante da vida diária. Para outros casais, as pressões profissionais e familiares tornam impossível se unir todos os dias. Nesses casos, uma ou duas vezes por semana é uma frequência mais realista. O que seu estilo de vida permitir é o que você fará. A frequência não é, de fato, o mais importante; o que interessa, nesse caso, é a qualidade. Uma experiência sexual prazerosa de verdade pode deixar você satisfeito(a) e radiante durante dias. Faça amor com a maior frequência que puder, ciente de que, quando você faz amor de forma consciente, nenhuma energia é desperdiçada ou dispersada. Na verdade, você vai gerar energia e se sentir revigorado(a). Talvez até descubra que está precisando dormir menos.

Quando marcar um encontro para fazer amor, reserve cerca de duas a três horas... ou mais. Tome providências para não ser perturbado(a), desligue o celular e tranque as portas. A falta de privacidade pode resultar em ansiedade, que provoca excitação sexual e dificulta o relaxamento, afetando a experiência. Se possível, não limite os encontros amorosos ao período noturno; escolha também horários em que o corpo está descansado e desperto, de preferência depois de exercícios físicos, de uma aula de dança ou meditação. Tente marcar encontros em diferentes horários do dia para descobrir quais funcionam melhor para vocês. As manhãs são boas porque o dia está apenas começando. O corpo está renovado depois de uma noite de sono e a mente está relativamente calma e ainda não foi tomada pelas ansiedades diárias. As tardes são o momento favorito para muitos casais, e se o seu horário de trabalho torna isso impossível, tente nos finais de semana. Você deve fazer um esforço consciente, mesmo que isso signifique mandar seus filhos passarem a tarde na casa de amigos. Então, em vez de assistir a um filme, façam amor! Alguns anos atrás, depois de ter uma conversa de duas horas comigo, um casal começou a se encontrar nas manhãs de sexta-feira. Eles mudaram seus horários de trabalho para conseguir algumas horas em casa enquanto as crianças estavam na escola. Esse dia se tornou consagrado ao amor, e até os vizinhos começaram a perceber a calma serenidade que envolvia a casa. O compromisso semanal ajudou demais o relacionamento deles, e as crianças, por sua vez, foram beneficiadas pelo ambiente feliz criado pelo amor consciente dos pais.

O amor no centro de sua vida

Isso não significa que você só deva fazer amor quando tiver duas ou três horas disponíveis. Quando há pouco tempo para fazer amor, o tantra tem sua própria versão da "rapidinha", que envolve apenas aninhar o pênis na vagina em vez de tentar "chegar lá". Apenas introduza o pênis relaxado na vagina, como sugerido no capítulo sobre penetração suave, e fiquem deitados juntos, de modo consciente, por vinte minutos. Unir-se dessa forma pela manhã, logo depois do café e antes do trabalho, pode trazer uma brisa suave de contentamento a seu dia. À noite, se você estiver com sono, mas tiver vontade de ficar pertinho de seu parceiro, tente quinze minutos com o pênis aninhado, em uma troca de energia. Vocês podem até adormecer assim, relaxando com alegria noite adentro. Se vocês forem ficar longe um do outro por algum tempo, marquem um encontro antes da partida para fazer amor — dez minutos que sejam podem fazer maravilhas. É muito mais bonito despedir-se dessa forma consciente do que dar um abraço lamentoso ou dizer algumas palavras apressadas no portão de embarque.

Marcar um encontro para fazer amor traz o amor de volta para o centro de sua vida, como prioridade. Às vezes, você percebe que, em vez de jogar conversa fora com alguns conhecidos, você preferiria voltar para casa e cair na cama com seu parceiro. Alguns casais, sobretudo se estão juntos há muitos anos, descobriram que é necessário anotar na agenda o encontro amoroso, encaixando-o entre as obrigações com filhos, parentes e colegas de trabalho. Nos fins de semana, ambos se reúnem e marcam seus compromissos um com o outro! Não deixe a questão das duas ou três horas intimidar você. O importante é deixar o final em aberto para que você não tenha de se preocupar com ele. Um total de cento e oitenta minutos significa que vocês definitivamente terão de chegar ao presente e permanecer nele. Tomem um banho quente, dancem juntos, massageiem-se, façam amor, tomem uma xícara de chá e façam amor de novo. Se parecer que nada está acontecendo, uma breve pausa é sempre uma boa ideia. Em geral, uma pausa faz maravilhas, é revigorante para ambos, e, quando recomeçarem, será uma aventura totalmente diferente. Desse modo, marcar um encontro para fazer amor, qualquer que seja a duração, vai ajudar você a trazer algum foco de volta a seu relacionamento amoroso. Fazer amor sempre que possível torna-se um fator importante para muitos casais, e eles logo descobrem que a conexão sexual é a base da felicidade amorosa. Fazer amor com frequência aprofunda sua experiência pessoal. Também insere no corpo uma certa tranquilidade, que é muito saudável, e até mesmo as atividades do dia a dia passam a ser mais equilibradas. A frequência também reduz a imensa pressão das expectativas que criamos em relação ao ato sexual, as quais interferem em nossa capacidade de estar presente. Percebemos que é muito mais fácil estarmos presentes quando fazemos amor com frequência. Ficamos relaxados e tranquilos, não importa o que aconteça. Com essa atitude de não ter expectativas, as explorações e as descobertas tornam-se possíveis.

Crie uma atmosfera de intimidade

Talvez vocês precisem de um tempo para conversar, para compartilhar os eventos do dia ou qualquer sentimento mal resolvido que possam estar vivenciando. Resolvam e partilhem o que for preciso antes de começarem a fazer amor, porque ansiedades e preocupações não resolvidas vão distraí-lo do momento presente com seu par. Os sentimentos não expressados, em particular, agem como uma barreira sutil entre você e seu parceiro, impedindo uma intimidade energética mais profunda. A mente luta para racionalizar e fugir da partilha de sentimentos, mas a energia sexual responde à honestidade. Muitos casais descobriram que a franqueza psicológica leva a um êxtase físico ampliado. O tantra nos lembra que devemos fazer amor apenas quando estivermos com uma disposição amorosa de compartilhamento, sugerindo que, se estiverem com alguma inclinação a brigar, não tenham pressa em usar o sexo para se unirem. É melhor relaxarem juntos e massagear um ao outro, acalmando os ânimos e recriando a intimidade enquanto esfriam a cabeça. Então, façam amor mais tarde, bem mais tarde.

Quando marca um encontro para fazer amor, você tem uma chance de usar as chaves do amor, e agora você tem diversas sugestões para experimentar. Qualquer coisa de que você se recorde será o melhor a fazer quando começarem essa experiência. E o que quer que funcione para você será uma chave. Pode ser alguma sugestão não incluída neste livro, que, se lhe ajudar a estar mais presente, então, poderá ser a sua chave. Você pode usar muitas chaves ao mesmo tempo — respiração, contato visual, consciência do polo positivo — enquanto relaxa os pés. Há um número infinito de chaves que ajudam a internalizar a consciência, e, à medida que você se torna mais sensível, as chaves se tornam mais sutis.

Pontos principais

- ❦ Combinar um encontro para fazer amor traz o amor de volta à sua vida.

- ❦ Isso aumenta o relaxamento, a consciência e o comprometimento.

- ❦ Cada encontro é uma oportunidade para fazer experimentos com as chaves do amor.

- ❦ Quanto mais fazemos amor, mais desejamos fazer amor.

- ❦ As tão usadas palavras "fazer amor" readquirem seu significado original ao sentirmos a influência do amor em nossa vida.

16

UMA RENOVAÇÃO DAS PRELIMINARES

A preparação para o ato de amor é fundamental e permite que nossas energias despertem e aos poucos sintonizem-se entre si. Proporciona o tempo necessário para o surgimento de uma atração natural, e isso faz toda a diferença. É bom tanto para o homem quanto para a mulher, mas sobretudo para as mulheres. Por representar a polaridade negativa, a mulher precisa desse momento prévio à penetração para sentir-se plenamente disponível para o amor e desfrutar muito dele. Deve ser um momento afetuoso e tranquilo, não um procedimento mecânico com objetivos definidos, como se seguíssemos algum manual.

Em uma nova abordagem do ato de amor, o aspecto mais importante das preliminares é que elas não devem produzir excitação em excesso. Não deixe seu parceiro excitado demais, mesmo que, às vezes, isso possa ser tentador. A excitação torna difícil ter uma experiência sexual relaxante. Quando o desejo é despertado por meio da estimulação sexual, a energia se move rumo à liberação. Como resultado, torna-se difícil permanecer consciente do momento presente. Na abordagem tântrica das preliminares, o mais importante é a atitude da mente. O que interessa é de que forma você faz, e não "o que faz". Se você deseja deixar seu parceiro excitado, isso exige uma atitude e uma abordagem específicas uma determinada intenção. Como e onde você toca faz toda a diferença. Entretanto, o homem que se dedica de fato a despertar com suavidade o corpo de uma mulher por meio de uma abordagem tranquila e sensual vai sentir um ambiente acolhedor quando a penetração ocorrer.

Redescobrindo as zonas erógenas

A natureza nos deu zonas erógenas que funcionam naturalmente para produzir interesse sexual e estimulação. As zonas erógenas podem ser sentidas como a vibração da própria energia vital e não devem ser confundidas com a excitação. Elas nos auxiliam no acesso à energia vital e funcionam como pontes para o instante presente. Contudo, em consequência da falta de compreensão que temos do sexo, nós abusamos de nossas zonas erógenas, e elas aos poucos se tornam menos sensíveis. Esse efeito pode resultar em uma falta de sensibilidade que faz com que nos afastemos fisicamente e nos fechemos para o nosso par e, assim, para nós mesmos, ou pode manifestar-se como uma hipersensibilidade, nos tornando sensíveis ao extremo, a ponto de quase sentirmos repulsa pelo toque. O corpo também pode se sentir pesado, insensível e morto.

Por exemplo, os mamilos de uma mulher podem ficar irritados ou insensíveis ao toque, ou sensíveis demais, de forma quase dolorosa. A tendência, em qualquer dessas reações, é afastar a outra pessoa de imediato. A mesma coisa pode acontecer com o clitóris, em especial se costumamos usá-lo para alcançar o orgasmo. Um toque insensível pode levar também à repulsa e fazer com que a mulher recue sexualmente no preciso instante em que seu parceiro estiver tentando aproximar-se dela.

No tantra, aprendemos que os seios e os mamilos são o polo positivo da mulher, o portal de entrada para sua expressão sexual, e que ela pode ser levada às profundezas e às elevações do orgasmo por meio dos seios. Os seios são a rota para sua energia sexual feminina. Assim, torna-se significativo para a mulher ter sensibilidade nos seios e ser capaz de acolher e receber atenção por meio deles. Ela não deve reagir ao toque, mas, sim, reagir e abrir-se a ele, e o homem deve ter cuidado com o modo como a toca.

Uma orientação útil é observar se a aproximação retrai ou expande sua energia corporal, tentando perceber se leva a um aumento da excitação e da tensão ou a uma sensibilidade interior maior e à expansão. É um gesto lindo e algo natural que a mulher toque o pênis, mas em geral ela o faz quando quer que ele fique ereto de imediato, para que a penetração e o orgasmo possam acontecer. A forma clássica de conseguir uma ereção é usar o atrito, movendo a mão para a frente e para trás. Com esse tipo de estimulação, o homem, quando estiver "dentro" da mulher, vai se sentir excitado, agitado e desejoso de mover-se, fazendo com que seja mais difícil para ele uma penetração lenta e consciente. Com movimentos semelhantes aos da masturbação, o pênis é pressionado pela exigência de haver uma ereção, e isso pode criar dificuldades para alcançá-la. Esse tipo de ereção, que depende da estimulação, pode ser precário, frágil e difícil de ser mantido, de modo que, uma vez que o homem esteja dentro da mulher, ele terá de manter e aumentar o nível de excitação sexual para permanecer "ereto". Desse modo, o sexo pode tornar-se frenético e superexcitante, levando a uma ejaculação rápida.

Quando o pênis é afagado e acariciado sem pressa e sem a intenção de provocar uma ereção, quando o toque é amoroso, e não ávido, a experiência pode ser muito bonita, uma partilha maravilhosa de energia. Quando a mulher apenas toca o pênis de uma forma amorosa, quando ela o massageia, aperta, puxa para trás o prepúcio, o pênis absorve o amor, sente o interesse e responde da forma devida. Assim, a ereção será um efeito colateral do amor, com uma qualidade diferente daquela vivenciada quando a ereção decorre de uma pressão mental ou física. A intenção com esse gesto é de amar e venerar o pênis por suas qualidades maravilhosas, como se ele fosse uma ferramenta de cura e de poder amoroso. O próprio pênis reconhece a diferença na atitude da mulher e sente-se fortalecido.

Relaxe para expandir a energia e prolongar o ato de amor

Brincar com a excitação é um fenômeno natural, uma energia deliciosa, mas use isso apenas o suficiente para preparar o ato amoroso e acender o fogo, e então relaxe com o prazer proporcionado. O sexo tântrico e o sexo convencional são parecidos no início, quando há necessidade de um pouco de animação e da chama da atração. Mas a semelhança para por aí, porque no tantra o amor prossegue do modo como começou. Se quiser, você pode prolongá-lo por horas. No sexo convencional, em que a excitação vai se acumulando, o fogo que acendemos logo se transforma em brasas quase extintas. O vento sopra e faz o fogo arder com tanto ímpeto que, para muita gente, o sexo dura poucos minutos. O tantra desencoraja as ações que alimentam o fogo e fazem com que ele seja consumido muito depressa. Em vez disso, permanecemos nas chamas da atração inicial, avivando-as com a consciência e a presença. O fogo vai aos poucos envolver todo o corpo, mantendo-o radiante por horas. Você sente como se estivesse flutuando abaixo do limiar da excitação, alerta às necessidades de cada momento. Se for necessário um pouco de excitação para manter a ereção, estimule-se de alguma forma, talvez movendo-se, mas apenas por um breve instante. Então, relaxe de novo, permanecendo tranquilo e prolongando o ato amoroso de modo que a energia flua plenamente, trazendo uma profunda satisfação. Quando os casais são capazes de alcançar esse tipo de união sexual, percebem, de repente, que estão mais afetuosos um com o outro, e a cooperação passa a ser um resultado natural em sua vida diária.

Comece a prestar atenção na reação de seu parceiro quando você o toca e acaricia. Evite tudo aquilo que deixa a outra pessoa excitada demais, ou tente tocar o mesmo local, mas de forma diferente. Considerando que a vagina e o clitóris durante muito tempo têm sido, de forma equivocada, o foco das atenções na estimulação durante as preliminares, é melhor fazer algo suave e consciente. O clitóris, por exemplo, quando tocado com movimentos rápidos, gera uma grande excitação. Tente pousar os dedos com suavidade sobre ele, sem fazer nada além de tocá-lo. Se mover o dedo, faça-o lentamente. Ou tente colocar a mão aberta em cima do osso púbico, envolvendo-o muito de leve, e mantenha-a ali por alguns minutos sem fazer nada. Envie energia e amor através da mão. Tocar, puxar de leve e brincar com os pelos pubianos pode ser bem excitante, e toques suaves no osso púbico também são ótimos. Em geral, o toque sutil e afetuoso expande a energia corporal e torna você mais sensível — pode trazer excitação imediata, enquanto o toque mais grosseiro, ávido, faz com que o corpo se recolha e se contraia, enrijecendo-se na defensiva e tornando-se menos receptivo.

O sexo oral nas preliminares

A esta altura, você deve estar se perguntando sobre as maravilhas do sexo oral nas preliminares. Muita gente passou a considerá-lo como parte integral do ato sexual, mas isso porque em geral a interação do pênis com a vagina por si não traz uma satisfação profunda, e costuma-se desconhecer seu potencial extático. No entanto, a estimulação oral do pênis e do clitóris produz grande excitação e reduz a consciência nos genitais. Tanto homens quanto mulheres têm percebido que o sexo oral dessensibiliza o pênis e a vagina, e anula os profundos efeitos da penetração consciente simples. No entanto, agora, com nossas informações sobre polaridade positiva e negativa, podemos concluir que não existe virtualmente algum alinhamento bioelétrico entre a boca e os genitais. Embora o sexo oral possa ser excitante, nele, as energias mais profundas não são despertadas; quando a função magnética extática do pênis e da vagina é experimentada, o sexo oral pode se tornar desinteressante, ou passar a ser usado de modo ocasional, apenas por diversão.

Para as mulheres, a questão da lubrificação surge no contexto das preliminares. Em geral, a lubrificação é obtida por meio de estimulação de algum tipo, mas, como estamos evitando isso, é melhor usar um lubrificante ou a saliva. Aplique um pouco de lubrificante na entrada da vagina e, então, no próprio pênis. Espalhar o lubrificante de forma lenta e sensual, da cabeça do pênis para baixo, até a raiz, pode ser ótimo, sendo parte das preliminares; portanto, não tenha vergonha de fazer essa sugestão. Os homens estão mais do que dispostos a usá-lo, pois o lubrificante os ajuda a deslizar com mais facilidade para dentro da mulher, e eles curtem a sua aplicação! Lembre-se de espalhá-lo de um modo que traga vitalidade ao pênis, e não voracidade. O objetivo é lubrificar, não excitar.

É provável que a mulher perceba que, quando começar a fazer amor de uma forma tranquila, a vagina vai se lubrificar com mais facilidade. À medida que a vagina e os tecidos que a envolvem relaxam e tornam-se mais sensíveis e reativos, menos estimulação é necessária. Uma vagina relaxada em geral é macia e úmida, de modo que, para facilitar a penetração, é necessária apenas uma pequena quantidade de lubrificante, nela e na cabeça do pênis.

Tocando os seios e o peito

A maioria das mulheres deseja que seus seios sejam tocados e amados, porque isso une suas partes superiores e inferiores, proporcionando uma intensa satisfação sexual. Acariciar os seios faz com que a calidez e a vitalidade fluam até a vagina. Em contraste, quando os seios são apertados com força, sugados e superestimulados, o efeito pode ser o de agitar ou excitar rapidamente a mulher, impelindo-a a atingir o orgasmo. Isso pode fazer com que ela saia do controle, indo do simples sentir ao frenesi em segundos! A resposta dos mamilos, nesse caso, não é uma resposta real, mas uma reação condicionada que dá origem a tensão, desejo e expectativa sexual. A resposta autêntica dos seios e mamilos tem o efeito de expandir a energia corporal, acalentar o coração e fazer jorrar um excedente de cálida vitalidade para a vagina. Não tem nada a ver com obter algo; essa resposta autêntica a ajuda a estar cada vez mais consciente, mais intensa, mais presente.

Diga a seu companheiro como gostaria que ele tocasse seus seios e mamilos, isso ajudará muito vocês dois. A mulher deve encorajar o parceiro a tocar-lhe os seios de uma forma pela qual ela seja capaz de receber e absorver o toque dele. Quanto mais profundo o sentimento nos seios, mais aberto será seu coração, e mais profundamente a energia sexual responderá. A mulher não deve contar apenas com o parceiro para despertar seu polo positivo, e é muito recomendado que ela comece a cultivar a consciência nos seios a partir de seu próprio interior. Durante o ato de amor e em outras ocasiões, ela deve ser encorajada a manter os seios no primeiro plano de sua consciência (ambos os mamilos ao mesmo tempo), enchendo-os de energia, fundindo-se a eles de modo a ativar sua própria eletricidade corporal. E, enquanto faz amor, a mulher pode tocar os próprios seios para alimentar essa consciência.

Muitos homens também têm sensibilidade nos mamilos e gostam que sejam tocados. Quando você o fizer, inclua em suas carícias toda a área do peito e do coração, afagando o peito dele, sentindo suas texturas musculares, a pele lisa ou os pelos que a recobrem. Inclua o toque em um importante ponto de pressão no centro do peito, também chamado de ponto do amor, que fica sobre o osso esterno, alinhado com os mamilos. Massagear esse ponto com um movimento circular e firme estimula a glândula chamada timo e o sistema imune, ao mesmo tempo que aquece e abre o coração. Quando a área do peito de um homem é ativada por meio do toque amoroso ou de sua própria consciência, isso o ajuda a ser mais atento e consciente ao fazer amor, e o coração dele também se sente reconhecido. Quando o peito e os seios se encontram, o homem pode imaginar-se recebendo energia da mulher através do coração e permitir que este seja penetrado pelo amor.

Respirar e beijar

Respirar de modo consciente durante as preliminares, de forma lenta e profunda, gera uma imensa sensualidade. Inspirar e expirar pela boca pode colocar você em sintonia com seu corpo e em harmonia com seu parceiro. Enquanto toca ou é tocado(a), respire profundamente, dirigindo a respiração até as mãos, e sinta-a envolver e penetrar as células com consciência. Seja aventureiro com sua respiração; ela ativa a energia vital e estimula você a estar presente de forma plena em seu corpo.

Beijar é uma arte maravilhosa e sensual e pode tornar-se uma linguagem em si, um aspecto importante das preliminares e do ato de amor. O beijo evoca uma resposta sexual em um nível profundo. Beijar, estar unido pela boca, é a intimidade máxima, o cara a cara e o olho no olho. É um gesto extremamente íntimo; uma pessoa talvez nem pare para pensar antes de fazer amor com alguém, mas pode pensar duas vezes antes de beijar. É como se considerássemos que o beijo é mais sagrado do que o sexo. Quando estamos apaixonados, ao fazermos amor, há em geral um desejo irresistível de beijar um ao outro. É uma partilha profunda de energia por meio da sensualidade da boca, e assim os corpos se conectam em uma íntima plenitude circular.

No entanto, ao beijar durante o ato de amor, de novo exageramos no "fazer". O relaxamento é a melhor coisa para o beijo. Relaxe a boca e a mandíbula, e sobretudo relaxe os lábios, permitindo que sejam macios e receptivos. Em geral, ao beijar, nós franzimos e apertamos os lábios, e então beijamos rapidamente os lábios também apertados da outra pessoa. Esse não é um beijo genuíno, com partilha de energia pela boca, pois os lábios estão tensos demais. Os lábios precisam estar relaxados e flexíveis, acolhedores e reativos. Ao se beijarem, juntem os lábios bem, bem devagar; deixem que se unam com suavidade, que sejam elásticos e que se fundam um ao outro. Mantenham esse contato delicioso, permitindo que os corpos respondam um ao outro numa dança divina.

Atualmente, dá-se muita ênfase ao beijo de língua. Porém, no tantra, ele está reservado a ocasiões especiais em que existe uma corrente profunda de energia sexual. Quando o beijo tem início, ter a boca penetrada pela língua do parceiro pode desencorajar a mulher. É coisa demais, cedo demais, ela precisa que a abordagem seja mais lenta. O beijo de língua pode também levar muito rápido à excitação, sobretudo no caso do homem. Assim, durante as preliminares e no ato do amor, pense nisso se deseja manter baixa a temperatura sexual. A língua, às vezes, é usada pelos homens em substituição ao pênis, sobretudo quando não é possível penetrar a mulher, e também quando ele sente que o pênis é inadequado.

No início, não usar a língua para beijar pode parecer um pouco estranho, incompleto, mas logo você será capaz de sentir o prazer e a sensualidade dos próprios lábios. Preencha seus lábios com sua presença e consciência, e ficará assombrado com os efeitos em seu próprio corpo e na resposta de seu par. Em sua abordagem do amor, saboreie o senso de humor, seja infantil e inocente, ingênuo e espontâneo. Deitem-se juntos, abracem-se, beijem-se e até esfreguem os narizes!

Separando-se de forma consciente

Tão importante e significativo quanto unir-se devagar e com respeito é separar-se da mesma forma. As preliminares e as ações pós-sexo constituem uma só coisa. O ato consciente de amor cria um campo energético poderoso ao redor do casal, cujo rompimento repentino pode ser muito perturbador e produzir um efeito contrário. A troca íntima gera uma ligação profunda, que alimenta e cura. Pode haver um choque físico e psicológico se, por exemplo, o homem retirar o pênis de dentro da vagina de forma súbita e inesperada, deixando a mulher com a sensação de ter sido desconectada ou abandonada de repente pelo parceiro; os benefícios experimentados com o ato de amor podem ser, assim, destruídos com facilidade. Os campos energéticos são um só; por isso, evite uma separação súbita. Diga a seu parceiro quando desejar que seus corpos se separem, e faça-o de forma doce, mas consciente.

Depois de fazer amor, vale a pena ficarem deitados lado a lado, de forma consciente, e relaxarem juntos em silêncio. Mantenha a atenção voltada para seu interior antes de dispersar a energia falando ou rindo, e volte o foco para as sensações que fluem por seu corpo. Isso reforça muito a sensibilidade e a consciência e causa efeitos transformadores.

Pontos principais

- ❦ O corpo de uma mulher aquece-se devagar e aprecia preliminares amorosas.
- ❦ Mantenha baixa a temperatura sexual; o importante não é o que fazemos, mas como fazemos.
- ❦ Uma abordagem lenta e consciente expande as energias corporais.
- ❦ Inclua os polos positivos, especialmente os seios.
- ❦ Respirar, beijar e tocar despertam os sentidos.

17
SATISFAÇÃO E DESEMPENHO

Todos nós já nos perguntamos algumas vezes se somos bons amantes. "Eu satisfaço meu parceiro?", perguntamos a nós mesmos. "Eu sou bom o suficiente ou sou bom demais?" Queremos ser valorizados e apreciados, e isso gera uma pressão sobre nós quando estamos na cama. Queremos fazer a coisa certa, queremos que funcione. Mas, como a ênfase tem sido colocada no resultado final, ela também se volta para um bom desempenho e para dar satisfação ao parceiro. Quando temos uma ideia prévia do que deve acontecer, e nos empenhamos em criar a situação imaginada, não estamos em contato com nosso interior e com a fonte da energia sexual. A energia, em vez de aquecer-se e se expandir dentro de cada um de nós, é direcionada para fora, para dar satisfação ou obter um bom desempenho.

Em virtude de nossas diferenças físicas, a maior parte da pressão por desempenho recai sobre o homem. Como ele precisa manter uma ereção plena em todas as ocasiões para que a relação sexual ocorra, o peso que carrega é enorme. Quando os homens partilham seus sentimentos sobre as noites desesperadas em que todas as tentativas de conseguir uma ereção falharam, é possível sentir sua enorme dor. Não é de surpreender que os homens sofram de ansiedade, pois, sem esse fenômeno miraculoso, não somos capazes de realizar a penetração e fazer amor, o que reforça ainda mais o conceito de desempenho.

Esse conceito estabelece que o homem precisa ter uma boa performance, fazer uma boa apresentação e proporcionar à mulher uma ótima transa, sugerindo que, para ser um bom amante, um homem deve ser uma boa máquina. Como resultado, o homem mantém o foco em "fazer", garantindo que algo aconteça, e isso o torna mecânico. Ele acredita que deve ficar o mais "duro" possível, se movimentar o mais depressa possível, e assim dirige sua energia para fora, em seu desejo de projetar para fora o pênis. Tudo isso afasta-o de sua consciência corporal, de sua capacidade de relaxar e de confiar em seu corpo. A crença é que o homem *precisa* agir de uma certa maneira para que o amor aconteça. Para adotar um novo estilo de amor, porém, devemos fazer uma mudança fundamental, trazendo a atenção de volta a nós mesmos. A ênfase na necessidade de um pênis duro para o ato do amor é um dos equívocos mais básicos entre os casais. A verdade é que, quando o pênis se vê em um ambiente sexual amoroso e tranquilo, ele tem facilidade para ficar ereto, ou pelo menos rijo o suficiente para a penetração. E lembre-se da prazerosa possibilidade da penetração suave, na qual a ereção não é necessária. Um participante de um de meus grupos disse, certa vez: "Quando meu pênis está mole, eu nem o considero um pênis". Não é assim. Duro ou mole, o pênis está sempre repleto de energia.

Esqueça o desempenho, permaneça na consciência

Para o homem, o sexo tornou-se muito mais um aspecto da mente, e ele fica tão ocupado monitorando seu desempenho ou imerso em fantasias para estimular tal desempenho que raramente tem a chance de manter de fato a consciência em seu pênis. O homem tem convivido com seu pênis e tem feito uso dele, mas não tem estado de fato *nele*. Agora, com esta nova visão, em que não há mais a cobrança por seu desempenho, ele pode redirecionar a energia para sentir a maravilha que tem entre as pernas. Ele pode começar a sentir que é o seu pênis dentro da vagina, de fato, e não na fantasia. Quando ele funde sua consciência com seu pênis, este se torna incrivelmente sensível e perceptivo, e isso não tem nada a ver com desempenho nem com tamanho. Quando os genitais do casal são vistos como uma unidade, e vivenciados como órgãos geradores, o que vale é a sensibilidade, não o tamanho. Os homens têm relatado que muitos dos sentimentos habituais da competição masculina, como a exibição de proezas físicas, foram abandonados quando eles adotaram uma nova maneira de fazer amor.

Pelo fato de não depender de uma ereção, a mulher não é cobrada da mesma forma que o homem por seu desempenho. Ela sabe que deve ficar úmida, mas a secura é contornada com facilidade. Um lubrificante ou a saliva dão conta disso, de modo que a pressão por desempenho sobre a mulher é muito menor. Sabendo, porém, que sem a ereção ela não pode ter seu homem, ela vai começar a se comportar de forma a agradá-lo. A mulher pode fingir o orgasmo. Pode também simular, por sons e movimentos, que está gostando da forma como é tocada ou penetrada pelo homem, mesmo que não seja verdade, simplesmente porque espera estar excitando-o, e torce para que ele continue "duro" por mais tempo. A maioria das mulheres já fez isso, e algumas chegam até mesmo a sofrer dor física durante a relação sexual, mas elas a ignoram. Assim, a mulher se concentra em agradar o homem para incentivar o desempenho dele, em vez de se manter consciente do que acontece em seu próprio corpo. Minha vagina está relaxada? E se eu parar de me mover para a frente e para trás? E se eu deixar que ele entre mais fundo? Mudo o ângulo de minha pelve? A mulher vai notar, ao trazer a consciência para si durante o sexo, que muitos de seus movimentos estão destinados ao homem e à satisfação do pênis dele, e não a si mesma e à receptividade de sua vagina. O tantra nos mostra que, quando a vagina de uma mulher está relaxada, o pênis fica ereto naturalmente. Se o ambiente é flexível e permeável, há mais probabilidade de haver atração e resposta.

Quando a energia de uma mulher flui para fora dela ao agradar o parceiro, e a energia do homem é projetada para o exterior ao buscar desempenho, não ocorre uma genuína troca de energia sexual entre polos opostos. Em vez disso, ambos estão desequilibrados e longe de si próprios, sendo mais provável que ocorra uma rapidinha explosiva do que o fogo longo, lento e sensual almejado pelo tantra.

Nós sabemos que, se um fogo é alimentado com ar e lenha demais, ele se consome depressa demais. Também sabemos que, se não tiver ar nem lenha, ele não vai arder de forma alguma. Um fogo requer uma quantidade exata de lenha e de ar para manter-se aceso madrugada adentro. Se compararmos isso com o ato de amor, poderemos perceber quanto amor e compreensão são necessários para manter a consciência sempre na lenha e no fluxo de ar.

Fomos ensinados a usar a excitação para nos levar aonde desejamos ir. Este "calor" nos estimula antes da penetração. Quando o pênis está lá dentro, precisamos de mais calor ainda para manter a ereção. Ao criar um fogo rápido, alimentando-o o máximo possível, fazemos com que ele arda com mais violência. Contudo, mais importante, quando geramos o calor no corpo da outra pessoa antes de gerá-lo em nós mesmos, estamos acendendo uma falsa chama.

Sinta seu corpo a partir de dentro

Quando você lentamente retrai a projeção, tirando de foco a outra pessoa e retornando para si mesmo, a relação com seu próprio corpo se torna mais significativa. Você pode se concentrar em relaxar, respirar e sentir seu corpo a partir de dentro. Quando para de pensar na outra pessoa, sobre a qual você, de todo modo, não tem nenhuma real influência, e traz sua atenção de volta para si, você alimenta seu próprio fogo.

Você precisa cuidar de si antes de cuidar do fogo que pertence ao outro. Assim, poderá ter, então, uma grande surpresa! Quando seu fogo estiver ardendo, aproxime-se de seu par. Continue alimentando seu fogo interior enquanto chega mais perto e, se o seu parceiro também acender o próprio fogo, poderá haver brasas ardentes, douradas. Pergunte-se o tempo todo "Estou fazendo isto por mim ou para alguma imagem que faço de mim?", e obterá respostas valiosas. Se você perceber que está se projetando para fora, para agradar, ou por conta do desempenho, retorne a seu próprio centro. Assim, provavelmente, vocês dois sentirão uma onda de energia sexual percorrendo seus corpos.

O momento da penetração é sempre delicado, e as pressões para agradar e para apresentar um bom desempenho podem muito bem manifestar-se nessa ocasião. Com frequência, quando os corpos e as energias estão preparados para a penetração, a mente está repleta de preocupações quanto à penetração em si. É cedo demais? Vai acontecer? Vai funcionar? Ela vai deixar que eu a penetre? Será que ele vai me penetrar? Com frequência, o homem penetra sua parceira antes que ela esteja física ou psicologicamente preparada, o que pode levá-la a sentir-se forçada e, portanto, resistente a fazer amor. Para reduzir tais pressões e aumentar a consciência, é importante que a mulher deseje ser penetrada. Eu sugiro que, assim que estiver pronta, a mulher convide seu parceiro a penetrá-la. Se o homem estiver "ereto", tudo bem; se não estiver, será necessário mais tempo, e a mulher poderá esperar. Ou vocês podem concordar em tentar a penetração suave. O homem, com seu polo positivo do amor tão ativo, tem mais propensão a ficar pronto, como é natural, enquanto a mulher é sexualmente mais passiva e, em geral, requer mais tempo que ele. Quando a mulher o convida à penetração, ela passa a ser uma parceira disposta e reativa. Cabe dizer, porém, que a mulher não deve impedir a penetração por seu homem como parte de uma disputa por poder. Esse é um jogo que traz para o ato o elemento da mente e seu desejo de controlar o outro, e tal atitude não se encaixa na abordagem tântrica do amor. Os parceiros que tentam criar uma nova base para seu amor devem entrar no ato amoroso sendo sinceros e honestos.

Tanto as mulheres quanto os homens acham oportuna a sugestão de que a mulher proponha a penetração. O homem gosta porque, transferindo essa responsabilidade para a mulher, ele pode relaxar e não precisa se preocupar com o momento perfeito de abordá-la. A mulher também gosta. Assim, ela pode relaxar sem a pressão de ter de excitar-se para ficar pronta à força. Fica claro que o momento da "entrada" será decisão dela, e que não há possibilidade de ultrapassar limites. Quando a mulher o acolhe em sua vagina, o homem sente a diferença, e isso faz a espera valer a pena.

Você vai perceber que logo o pênis e a vagina entram em sintonia com essa nova abordagem, à medida que ocorre um aumento da sensibilidade e diminuem as pressões para agradar e por desempenho. Fiquem deitados juntos por alguns minutos, permitam que os olhos se encontrem, respirem algumas vezes, relaxem, e os dois estarão prontos. É como se os órgãos genitais compreendessem que agora o controle do amor passa a ser deles.

A resposta de um órgão ao outro é ativada quando eles pressentem que agora são responsáveis pelo amor. Em circunstâncias normais, a pressão inibe sua resposta natural. Aos poucos, fenômenos muito sutis tornam-se mais do que suficientes para despertar a energia sexual sem a necessidade de agradar o outro ou de ter desempenho por conta dele.

Satisfação e aparências

Vivemos numa sociedade dominada pela beleza física, e as mulheres em particular são alvo de uma pressão obsessiva para que se adaptem a suas estritas exigências. Mais uma vez, isso nos leva a uma visão externa e objetiva de nós mesmos, e perdemos a conexão com nosso mundo interior, nossa subjetividade, a fonte de nossa beleza. A verdadeira beleza radiante tem pouco a ver com características físicas. É uma qualidade cujo brilho vem do interior. A mulher, quando realizada no amor, exibe uma beleza extrema, que chega a ser luminosa, por conta desse amor. Esse amor reluz através da forma física. As curvas inspiradoras da graça feminina estão presentes no corpo de todas as mulheres. A consciência e uma atitude amorosa com relação ao próprio corpo plantam as raízes da verdadeira beleza, da elegância e da dignidade. No entanto, a maioria de nós julga ou compara, em vez de amar o próprio corpo. Esqueça as regras e comece a amar seu corpo a partir do interior, aceitando ao mesmo tempo as formas dos outros. A aceitação e o relaxamento têm um profundo efeito na energia corporal, que cria uma beleza feminina única.

Pontos principais

❧ Não queira ser um amante perfeito — sem uma meta, não há nada que deva ser provado.

❧ Redirecione energia a fim de sentir seu próprio corpo a partir de dentro.

❧ Quando um homem e uma mulher estão relaxados e receptivos, torna-se fácil amar.

❧ O brilho do amor é a verdadeira fonte da beleza em uma mulher.

18

ORGASMO E EJACULAÇÃO

O orgasmo é um aspecto importante no contexto tântrico, um tema cuja discussão facilmente se torna acalorada. No sexo convencional, não há muito o que questionar; a ejaculação e o orgasmo são a razão primária de fazer amor. Eles são relaxantes e dissipam as tensões, ajudam-nos a dormir bem e trazem sensações muito agradáveis. Quando você os elimina, parece não haver nenhuma recompensa, e parece que toda a diversão foi também eliminada. Para muitos homens e para algumas mulheres, o sexo sem ejaculação é inconcebível.

Mas, depois que o homem ejacula, o sexo acaba. A oportunidade de ter intimidade e de partilhar energia se vai, simplesmente evapora. Sobre isso, o tantra questiona: "Por que terminar assim? Por que ir e despejar seu sêmen, como algo corriqueiro?". O sêmen é pura energia, é imbuído da potência da força vital; portanto, mantenha-o dentro de si. O corpo vai ejacular se precisar de fato ejacular; você não precisa ajudá-lo.

Muitos homens contam que se sentem exaustos depois da ejaculação. As piadas comuns em nossa sociedade sobre os homens virarem para o outro lado e roncarem depois de gozar são tristes, mas representam a realidade. E mesmo assim nós ainda vamos até o fim do ato sexual. Existe pouca dúvida de que, por meio de nosso condicionamento, o amor que fazemos tende a ser orientado pelo objetivo final. A premência e a agitação da excitação nos motivam, causando-nos o desejo de nos livrarmos de uma tensão interna. Se não alcançamos um orgasmo ou não ejaculamos durante o sexo, para nós, é como se nada tivesse acontecido. Não é uma experiência sexual real ou satisfatória. Você pode sentir-se descontente, irritado ou disposto a discutir, como se tivesse sido enganado, ou como se estivesse à mercê das vontades e dos desejos de seu par, sobretudo se a outra pessoa tiver gozado e você não.

Nós nos tornamos viciados no orgasmo e na ejaculação porque, por meio deles, liberamos nossas pressões internas. Eles proporcionam uma sensação boa, mas já se perguntou como você se sente de fato quanto à necessidade de um orgasmo, que não tenha a ver apenas com o prazer de desfrutá-lo? Você precisa mesmo gozar? Você sente ter feito amor, mesmo não tendo gozado? Identificar-se com a experiência do orgasmo, estar preso a ela, torna difícil avançar no caminho do tantra, pois você tem um lugar aonde quer chegar, com uma ideia fixa na mente. De acordo com os princípios do tantra, não há nada a ser feito e nem aonde ir. É dentro desta orientação que a experiência tântrica surge com mais facilidade.

Uma experiência de pico — um círculo de desejo e liberação

O orgasmo e a ejaculação são experiências de pico. Eles se originam a partir de um acúmulo deliberado da energia sexual para posterior liberação, algo que acontece mais ou menos do mesmo jeito todas as vezes. Esse processo desencoraja a criatividade durante o amor porque, quando o desejo intenso do orgasmo aflora, somos empurrados adiante por esse mero pensamento, e, de forma deliberada, galgamos a escada da excitação, em que cada célula do corpo e cada pensamento da mente anseiam por mais e mais. Todo o foco se volta para as sensações genitais, que por meio do atrito são acumuladas e intensificadas. Este esforço árduo e determinado, visando a um paraíso que dura apenas enquanto o corpo é consumido pela tensão sexual, transborda e, em seguida, descarrega a energia na liberação. É precisamente este ímpeto inconsciente rumo ao orgasmo que mantém limitada e vazia a experiência sexual, criando um obstáculo intransponível ao maior prazer e ao êxtase. A forte ânsia pelo orgasmo nos parece ser muito natural, mas apenas por não percebermos a severidade de nosso condicionamento sexual.

O condicionamento (na mente) que criou o desejo pelo clímax sobrepuja a inteligência de nossa verdadeira natureza sexual (do corpo), que está baseada numa polaridade profunda. Perceba como seu corpo fica tenso e contraído ao ir em busca do orgasmo. Perceba o enrijecimento de suas nádegas, a contração do assoalho pélvico e da barriga. E, com frequência, depois de gozar, você se sente distante de seu par, como se vocês tivessem sido separados de repente. As faíscas sedutoras que se espalhavam pelo ar desapareceram, e uma sombra paira sobre vocês. "Mas o que foi que aconteceu?", podemos perguntar a nós mesmos. A verdade é que a ideia de chegar ao gozo pode ter o efeito de chegar ao fim, gerando frustração e infelicidade para muitas pessoas. Vezes sem conta voltamos a fazer amor sentindo-nos vazios e incompletos, e com isso mais desejo é gerado. Entramos em um círculo vicioso e interminável de desejo e liberação, no qual é raro termos o privilégio da verdadeira união sexual.

A mulher geralmente não consegue atingir um clímax decente em um período curto de tempo. Ela é mais lenta que o homem, e a razão é que a sexualidade dela é total, estando difusa por todo o corpo, incluindo os seios. Assim, a menos que consiga realizar uma dança sexual enquanto faz amor, ela não será capaz de alcançar um orgasmo de forma natural. Isso requer tempo e relaxamento. Incontáveis mulheres, infelizmente, passam toda a vida com a ilusão de que são incapazes de atingir o orgasmo. O fantasma do orgasmo paira sobre a cabeça das mulheres. Muitas já fingiram alcançá-lo e nunca o sentiram de fato, muito menos um orgasmo múltiplo. As revistas femininas estão repletas de artigos sobre as dificuldades de atingir o orgasmo. A raiz do problema é que as mulheres ficam tensas demais enquanto fazem amor, e isso fica ainda pior com o esforço de tentar gozar e de manter a atenção no clitóris. As ondas extáticas de orgasmo que se irradiam pelo corpo — a sensibilidade vaginal intensificada que surge quando mantemos a consciência nos seios, quando não fazemos esforço algum e quase nos esvaímos — não compõem algo que possa ser forçado ou que possamos buscar. É algo que exige presença. Um orgasmo resultante do acúmulo da excitação obtida por atrito e estimulação do clitóris constitui a liberação da tensão sexual, e não uma experiência do êxtase sexual possibilitada pelo contato entre vagina e pênis. Algumas mulheres são melhores em ficar tensas, outras são melhores em relaxar quando ficam tensas, mas o que conhecemos como orgasmo não é de fato a coisa real!

À medida que as mulheres ficam mais velhas, sua vontade de esforçar-se para atingir uma liberação durante o sexo diminui, porque raramente vale a pena, e isso é mal interpretado, como se fosse uma perda de interesse no sexo. Ao saberem que não precisam ter orgasmo, que deveriam até deixá-lo para lá, as mulheres ficam muito aliviadas. Desse modo, podem seguir em frente com sua vida sexual, pois finalmente podem relaxar. Muitas dirão saber por intuição que o sexo não se resume ao orgasmo. Pode ser bom para as mulheres, ainda, ignorar o clitóris e deixar que ele entre em cena se e quando for estimulado pelo contato natural dos corpos. Se deixarmos de pensar no orgasmo como um objetivo, poderemos acessar melhor nossa natureza orgástica essencial.

Nos homens, o problema oposto é mais frequente, pois é comum que ejaculem cedo demais, seja aos quinze, vinte ou vinte e cinco minutos. Não importa se a ejaculação precoce ocorre cinco segundos ou trinta minutos depois da penetração, pois, de qualquer modo, ela ainda é precoce. O tempo simplesmente não é suficiente para fazer uso das deliciosas energias sexuais da mulher ou para o homem obter uma real satisfação sexual. A verdade é que os corpos foram arquitetados para fazer amor durante muitas horas sem meta ou objetivo, e o orgasmo e a ejaculação podem acontecer ou não. É uma escolha sua, e não um hábito.

Relaxe e permaneça presente

No tantra, reduzimos a excitação e não nos preocupamos com o resultado, pois acreditamos que o sexo é mais do que um prazer momentâneo. Com certeza, é. Pode ainda não fazer parte de sua experiência pessoal, mas, quando relaxamos na energia sexual, damos a nós mesmos a opção de conservar essa energia dentro do corpo. Na tentativa de romper com o aspecto mecânico do orgasmo e da ejaculação, faça-se as seguintes perguntas: "Onde estou agora? Estou focado neste momento ou no momento seguinte? Sou capaz de sentir este afago, esta penetração, ou estou pensando no próximo, e no próximo e no próximo?". A resposta será instantânea!

Faça-se essas perguntas com frequência enquanto faz amor, e perceba como sua atenção está voltada ou para o prazer de seu par ou para a obtenção de seu orgasmo. Perceba que estar um pouco adiante de você mesmo não é o mesmo que estar presente agora, e que aprender a distinguir entre as duas coisas faz toda a diferença. Transporte sua atenção para dentro de si e para baixo, até chegar a seu centro, e volte à consciência. Então, irradie a consciência para fora, trazendo-a bem lá do fundo, firmando-se no presente por meio de seu corpo, para encontrar-se com seu par.

A pergunta que muitas vezes surge é: se a mulher, ao contrário do homem, não perde o sêmen, a semente da vida, por que afinal ela não poderia gozar? Se ela está completamente relaxada, não há problema. Caso contrário, é essencial compreender a interconexão dos parceiros durante o amor. Se a mulher está focada em atingir o orgasmo por meio da excitação, é muito difícil para o homem deixar de ter interesse na ejaculação. Este é um conflito de interesses básico dentro dos órgãos genitais. A intensidade da excitação da mulher (tensão) se impõe sobre o relaxamento do homem, e de repente ele também fica excitado, pronto para ejacular. Quando o ambiente vaginal fica tenso, o mesmo acontece com o pênis. Mesmo que um homem seja capaz de relaxar durante o clímax da parceira, é bem provável que ela passe a estar menos interessada e menos entusiasmada do que um pouco antes. De repente, houve uma dissipação, um vazamento de energia, e o fogo se extinguiu. A questão é que, quando uma mulher tem sua atenção voltada para o orgasmo, ela está ausente, e não presente e receptiva de fato.

O segredo do tantra é, como sempre, o relaxamento. Pense no que poderia acontecer se você não procurasse um pico, mas em vez disso relaxasse no vale e se tornasse uma onda no oceano. Ao permitir que seu corpo relaxe, você chega à fonte de sua energia sexual, onde você começa a mover-se a partir de suas polaridades, e muita coisa mais acontece. Não há nada de errado com a liberação sexual, é algo biológico, mas, quando permitimos que ela nos carregue, nos domine, nós nos esquecemos da jornada de amor que ela traz consigo. Dirigir nossa atenção para o clímax faz com que nos esqueçamos de prolongar a viagem. É a diferença entre um carro esporte em disparada através da floresta, alheio a tudo exceto a sua própria velocidade, e uma caminhada lenta, tranquila e satisfeita por entre a natureza, cheirando, saboreando e sentindo tudo ao longo do caminho. Se prestarmos atenção nos pequenos passos que constituem o todo, ficaremos imersos no caminho e permitiremos que o final venha por si mesmo. Assim, a cada vez há um desfecho diferente.

Escolha uma nova forma de fazer amor

O tantra nos oferece a oportunidade de experimentar imbuídos da energia vital. Não é o papel dele criar regras e dizer-nos o que não fazer. Ele está dizendo "Você fez do outro jeito tantas vezes, que tal tentar algo diferente por alguns meses? Se não gostar, não se perdeu nada. Enquanto isso, vamos brincar um pouco e ver o que acontece. Talvez os casais ancestrais que conceberam e transmitiram o tantra soubessem algo que você não sabe!".

O tantra lhe proporciona a possibilidade de escolher uma nova forma de fazer amor, baseada na compreensão de que a ejaculação costumeira exige do homem atuar fora de sua polaridade masculina. Isso corrói sua masculinidade, já que ele continuamente força sua energia sexual até o clímax, criando em seu interior um ambiente positivo demais, que resulta em um desequilíbrio. O mais frequente é que isso o deixe debilitado e incapaz de amar. Há homens que aceitam essa situação, achando que o cansaço e a sensação de distanciamento sentidos após o sexo são parte do jogo, enquanto outros a lamentam, e isso os leva a querer explorar seu próprio potencial oculto. Se um homem é capaz de levar sua inteligência a manifestar-se em sua expressão sexual, ele abre um mundo estimulante dentro de si e de sua parceira que vai muito além da satisfação de ambições e de uma diversão. Alguns homens já me disseram que, ao diminuir a frequência da ejaculação, eles têm mais entusiasmo pela vida e um aumento do interesse sexual, e não o oposto. A atração que o homem sente não se esgota, como de costume; pelo contrário, se mantém e aumenta, e ele se sente centrado e repleto de vitalidade, de confiança e de um novo tipo de masculinidade amorosa.

A ejaculação do homem não é de fato um orgasmo, embora ele use indistintamente as palavras orgasmo e ejaculação para descrever a experiência. O sêmen é apenas a parte física, mas a parte psíquica e espiritual do orgasmo é ignorada por completo. É nela que reside o maior potencial do sexo. O orgasmo é um estado em que o corpo não mais é sentido como matéria; ele vibra como a energia, como a eletricidade, repleto de luz. Você não tem limites físicos, é uma energia que dança, pulsa, tomada pelo divino. O corpo torna-se insubstancial, vibrando em harmonia com a pessoa amada, os corações batendo juntos, e então o orgasmo acontece — os dois se tornam um —, um círculo pulsando em sincronia. O símbolo ancestral do *yin* e *yang* representa isso, o *yin* movendo-se para dentro do *yang* e o *yang* movendo-se para dentro do *yin*. É exatamente esse o estado espiritual que, sem saber, estamos buscando em nossa ânsia convencional pelo orgasmo, pois, nos poucos segundos de orgasmo que obtemos, podemos nos entregar a uma força superior.

Um fenômeno extático interior

O tantra oferece um orgasmo que é um estado, e não um evento. Seu interesse é *ser* orgástico, não *provocar* um orgasmo. Um é atemporal, e o outro dura breves segundos. O estado extático é um fenômeno interno por meio do qual surgem grande prazer e satisfação. É a experiência de orgasmo de vale, um cair nas profundezas extáticas do relaxamento. E talvez a partir daí um pico possa erguer-se das profundidades, abrindo um caminho espiralado para cima, orgasticamente rumo a seu zênite. Nesse vale do relaxamento, o homem pode ter um orgasmo sem ejaculação. A energia orgástica move-se através do corpo em ondas, mas não há nada físico nela — o sêmen permanece no corpo. E as mulheres liberam um líquido abundante, um néctar divino chamado *amrita*, em momentos de êxtase.

Não é possível buscar ativamente o orgasmo de vale, e nisso reside sua beleza. Não é algo que é feito, é um subproduto gerado por uma intensidade do ser, do relaxamento profundo. Ele acontece a você, não é você que o faz acontecer. O que podemos fazer de forma ativa é dar os passos necessários para relaxar no ato sexual, por meio das chaves do amor, criando, assim, oportunidade para que tal evento ocorra. A forma mais simples de fazê-lo é resistir a nosso hábito de sempre buscar o orgasmo ou a ejaculação. Em vez disso, relaxe, permaneça presente e veja o que acontece. Esse comportamento não significa que você nunca irá gozar, mas, sim, que prolongará seu ato de amor e guardará a ejaculação para muito mais tarde, ou que gozará com menos frequência, talvez com frequência cada vez menor. Inúmeras experiências enriquecedoras e satisfatórias começam a envolvê-lo e a rechear o ato de amor, ao mesmo tempo que seu interesse pelos picos e sua dependência deles é cada vez menor. Tudo depende de você; sempre lembrando que, quando não liberamos a energia sexual, estamos literalmente fortalecendo a nós mesmos.

É um passo significativo, inspirador, tornar-se capaz de sentir o instante *exato* em que o desejo de orgasmo ou de ejaculação surge. Se conseguir observar o momento preciso em que a excitação o domina, inundando-o de repente, quase como uma substância a ser sentida no corpo, incitando-o a seguir em frente, *então*, você pode de fato começar a brincar com sua energia sexual. Reconhecer esse ponto preciso dá a você uma escolha ao fazer amor. A escolha óbvia seria deixar-se levar pelo desejo e permitir que se acumule. Se fizer isso, faça-o da forma mais consciente possível até o final.

A escolha menos óbvia é relaxar, e isso não é fácil. É um confronto com a biologia e com o condicionamento, mas lhe dá uma liberdade inédita. No *instante exato* em que sentir desejo, relaxe! E não deixe passar um segundo que seja. Ao reforçar a ânsia do orgasmo, mesmo que por trinta segundos, o desejo busca a liberação, e reconquistar a presença torna-se difícil, pois a volúpia se intromete o tempo todo. Em vez disso, para experimentar de forma plena os benefícios dessa poderosa orientação tântrica, no momento em que sentir desejo, encare-o com consciência plena, em sua totalidade, e abandone-o de imediato. Volte para seu corpo por meio da liberação de toda a tensão — mandíbula, ombros, abdome, pés, o que for, vamos! O relaxamento flui pelo corpo inteiro. Para os homens, voltar a consciência para o terceiro olho ou para o plexo solar ajuda a redirecionar a energia. Com esse relaxamento interno e com o alívio da pressão sobre a energia sexual, esta se inverte e, momentos depois, ergue-se em seu interior uma força motriz que inunda você de energia; quanto mais profundo o relaxamento, mais essa força se eleva. A excitação é transformada em uma energia eletrizante. Ser conduzido por essa força e relaxar com ela é a arte do tantra. Ela se torna uma inspiração, uma meditação, uma razão para viver e amar. Assim, se você puder penetrar sua companheira de forma consciente desde o início, para detectar o momento em que o corpo começa a executar sua programação e então relaxa intensamente, a energia sexual será desviada do curso condicionado. Ela começa a formar um vale e se expandir, e você tem uma surpresa maravilhosa. Continue relaxando, e descobrirá que o relaxamento é a coisa mais excitante que existe!

Ao ejacular, vale a pena fazer experimentos com as chaves do amor. A qualidade da experiência é influenciada pela consciência. Diga a sua parceira "Vou gozar agora!". Essa constatação traz imediata atenção ao processo. Olhe nos olhos dela. Compartilhe a energia através dos olhos. Não a guarde para si mesmo. Relaxe as nádegas, os músculos na base do pênis, desacelere os movimentos, tente até mesmo ficar imóvel. Fazer isso irá expandir a experiência.

Não se separem depois; permaneçam deitados, juntos, abraçados, o pênis dentro da vagina. Mantenha a consciência nos genitais e permita que estes troquem energias durante o repouso. Com frequência, quando um homem começa a gozar, a mulher intensifica seus esforços para atingir o orgasmo ao mesmo tempo, mas a tentativa raramente dá certo, pois em geral o intento não é suficiente. Assim, é melhor para a mulher relaxar e ser carinhosa, concentrando-se em receber em si a energia masculina. Ter a vagina dela macia e receptiva muda a experiência também para o homem. Em um ambiente relaxado, livre de exigências, o pênis vai se sentir mais vivo com as sensações expandidas.

Descubra o prazer de não ir a lugar algum

Depois de algum tempo, fazer amor sem seguir nossas ânsias torna-se mais fácil. Você perceberá que, quanto mais "presente" puder estar, mais envolvente o ato de amor será. Depois de algum tempo, começa a ser mais natural estar presente, e a ideia de gozar pode parecer um esforço grande demais. Num dado momento, é como se você driblasse seu condicionamento, indo além dos elementos superficiais do sexo, para alcançar um estado mais relaxado, e ainda assim mais vibrante. Torna-se mais fácil deixar que os corpos se encarreguem de fazer amor sem que a mente imponha uma direção específica. E você não perde sua capacidade de ficar excitado e de ter um orgasmo e uma ejaculação convencionais. Você pode fazê-lo a qualquer momento, se quiser. A experiência de pico da excitação é *também* uma expressão do corpo. Há outras opções e escolhas, mas só as vemos com clareza quando começamos a relaxar em nossa energia sexual, dando-lhe a oportunidade de agir à sua maneira. Uma vez que nosso centro sexual retorna a seu estado inocente e natural, ele está purificado e foi "descondicionado". A energia sexual não é mais comprimida e dirigida para fora, na liberação, mas começa a voltar-se para dentro e para cima. A sensação é de que o centro sexual está agora livre de uma força ou de um controle que o mantinha subjugado. Uma vez livre, a energia sexual não conhece regras ou limites. Os corpos escolhem o que fazer de acordo com o nível de presença e com a energia sexual disponível. Às vezes, é algo calmo e sereno e, no momento seguinte, a partir do âmago de sua calma, surge um movimento de expansão. Cada carícia, cada investida, cada penetração levam ao relaxamento completo. Livre e intenso, indo a absolutamente lugar nenhum.

A paixão verdadeira é uma celebração gloriosa do corpo na qual tudo é incorporado ao momento presente. Ela significa ser livre, mas sem deixar de ser consciente, e desse modo a liberdade será bela. A verdadeira liberdade não tem direção, não tem objetivo, ela apenas está aqui, presente! As divisões desaparecem à medida que os corpos deslizam para além do tempo e atingem, por meio da presença, a unidade orgástica.

Pontos principais

❦ O sexo vai muito além do orgasmo e da ejaculação.

❦ A ejaculação do sêmen não é o verdadeiro orgasmo masculino.

❦ O potencial orgástico da mulher aumenta com a receptividade, não com a tensão.

❦ A energia do desejo pode ser invertida, gerando um efeito delicioso.

❦ Esqueça o orgasmo e torne-se orgástico por meio do relaxamento.

19
A NÃO EJACULAÇÃO

Um dos equívocos sobre a ejaculação é sua valorização como forma de relaxar. Na verdade, a ejaculação é uma dissipação energética, uma tremenda perda de energia, que resulta em fadiga ou irritação, e não na qualidade revigorante típica do relaxamento. Os princípios taoistas ancestrais segundo os quais um homem obtém a boa saúde ao viver em harmonia com o Universo incorporaram o fenômeno da não ejaculação, se utilizando da retenção do sêmen no corpo e da reabsorção da força vital para adquirir longevidade.

Da mesma forma, o tantra está interessado na não ejaculação, que não deve ser confundida com o *controle* da ejaculação. A não ejaculação significa que a hipótese da ejaculação raramente é considerada. Não é sequer um problema, pois, assim, você irá relaxar. Isso permite que o ato amoroso constitua uma troca prolongada e satisfatória. Em comparação, *controlar* a ejaculação implica que uma forte necessidade de ejacular está presente e que precisa ser refreada. Tudo se transforma em um ato de pura vontade, em que a energia sexual, a princípio, é acumulada de forma intencional até chegar a um clímax; e então o controle mental é exercido para evitar a ejaculação. A mulher se vê, então, à mercê de seu parceiro quando ele grita "Pare! Não se mexa!". Isso é devastador, para dizer o mínimo, quando tudo o que ela precisava para gozar era uma última investida!

Muitas técnicas atuais recebem erroneamente o nome de tantra e baseiam-se nessa ideia de controlar constantemente a ejaculação, de equilibrar-se no limite, de brincar com fogo. Os resultados, porém, não são muito satisfatórios, pois os homens se queixam da sensação de congestão e de dores na virilha ou nos testículos. Isso acontece porque todo o sistema está preparado para a liberação e então tudo é interrompido, talvez várias vezes, quando a energia é ligada e desligada, de novo e de novo. Esse processo pode proporcionar um prazer imediato, ou uma sensação de vitalidade e de "estar para cima", mas com frequência segue-se um momento, mais tarde, de sentir-se para baixo. Um resíduo de tensão bloqueada na área genital e no abdome ainda persiste, e esse estilo de fazer amor pode criar uma pressão sobre a próstata, causando desconforto e problemas físicos.

A própria palavra "controle" implica tensão, de modo que o controle da ejaculação não tem como ser uma experiência relaxante. A tensão da ejaculação urgente *e* a tensão de controlá-la com a mente constituem uma dupla tensão. Os prazeres do ato tântrico de amor decorrem de relaxar *em meio à* energia sexual, um estado de aceitação em que nada é forçado. O tantra está centrado em uma expansão suave e sem pressa da energia sexual por meio do relaxamento e da sensualidade; a excitação e a tensão não fazem parte disso. Os genitais, por meio de sua própria inteligência, e as polaridades positiva e negativa estimulam um ao outro, e isso cria um êxtase sexual natural. Os órgãos sexuais começam a operar abaixo da excitação. E nada é prefixado, nada é garantido. Alguns dias, a coisa é elétrica ou totalmente fascinante por sua intensidade, e em outros há uma sensação atemporal ou flutuante. Nesse tipo de experiência, a ejaculação parece estar a anos-luz de distância.

O orgasmo e o ego

Infelizmente, tanto homens quanto mulheres foram programados para identificar o orgasmo de seu par como um prazer cuja criação é de sua responsabilidade. E o homem, sobretudo, sente que os orgasmos da mulher atestam sua virilidade, reforçando seu ego sexual. Mas quando ele mantém a mulher sempre movendo-se na camada superficial da energia sexual dele, ao insistir para que ela goze, de modo a satisfazer a si mesmo, ele limita seu próprio potencial sexual. A porta para uma grande transformação permanece fechada.

Da mesma forma, a mulher realmente gosta que seu homem ejacule, mesmo que ela não consiga gozar. Já ouvi mulheres dizerem que se sentem enganadas se o homem não ejacula, e que parece que ele está escondendo algo delas. Ou, o que é mais comum, elas usam a ejaculação para concluir o ato sexual, uma vez que toda mulher sabe exatamente como fazer seu homem ejacular. Essa atitude reflete o desejo da mulher de controlar seu homem, de encorajá-lo a perder seu sêmen vivificante e, portanto, sua autoridade. É parte de seu condicionamento tentar ter o controle do jogo, por ignorar seu divino poder feminino. A verdade é que, quando o homem se torna menos identificado com a ejaculação, e esta se torna menos importante para ele, a mulher tem sua tão aguardada oportunidade de começar a fazer amor com sua receptividade feminina e dentro de sua polaridade. Ela é por natureza delicada e graciosa, e acaba descobrindo um novo mundo sexual, que proporciona muito mais prazer do que a caçada ao orgasmo. Quando a mulher é autêntica, torna-se orgástica e radiante, a fonte do amor. Isso pode mudar sua vida e também a vida de seu parceiro.

Como é natural, o desejo de ejacular vem e vai enquanto você faz amor, mas um desejo é diferente de uma necessidade, uma ânsia avassaladora. O desejo é ainda uma ideia na mente, e a necessidade é sentida no corpo. Se você está naquela zona cinzenta em que é incapaz de relaxar durante o ato de amor em virtude de uma poderosa ou persistente ânsia de ejacular, *por favor*, permita que a ejaculação ocorra. Faça-o e permaneça presente em sua ejaculação. Desfrute-a, sentindo cada momento. O tantra sugere que, quando um homem está se debatendo consigo mesmo, tentando manter sua necessidade sob controle, é mais saudável ejacular, porque resistir a isso vai também provocar uma tensão dupla. É provável que essa tensão persista como uma agitação depois de fazer amor, e ela vai reaparecer na próxima vez, criando um ciclo de tensão. O tantra incentiva o relaxamento tanto da mente quanto do corpo, de modo que, se o homem deve ejacular, é melhor que o faça. Então, ele logo será capaz de começar de novo.

Enquanto o homem desenvolve a nova forma de sentir seu pênis, é provável que, às vezes, sinta um prazer intenso, inalterado, sobretudo durante a penetração profunda sustentada. Com as paredes da vagina sendo desperta-das com amor e consciência, a intensidade da experiência é tão arrebatadora que quase o faz recordar da excitação, e surge a tentação de deixar-se levar e ir atrás dela. No entanto, os homens relatam que, se de fato a consciência está no pênis, por baixo desse verniz de excitação as sensações têm uma quali-dade bem diferente, e são a fonte de uma satisfação imensa quando a energia positiva masculina começa a se mover através da mulher pela primeira vez. Assim, se as tentações da ejaculação aparecerem, vale a pena permanecer relaxado e manter-se com a não ejaculação.

Como você se sente depois?

Quando você começar a experimentar o ato de amor com e sem orgasmo e ejaculação, observe a forma como se sente nos minutos e nas horas seguintes. Quando eu mesma comecei a experimentar com meu orgasmo e a ejaculação de meu parceiro, às vezes, gozando, às vezes, não, comecei a observar como me sentia depois; não durante o ato, mas mais tarde, bem mais tarde. Isso me forne-ceu informações valiosas, e descobri que eu sentia um bem-estar maior quando não havia forçado um orgasmo, quando aparentemente nada havia acontecido. Também para os homens estas questões são um guia importante: "Como você se sente quando o faz?" e "Como você se sente quando não o faz?". Sua expe-riência vai lhe dar todas as respostas. É sua professora mais importante.

Pontos principais

- ☙ Gradativamente, à medida que o homem relaxa, a necessidade urgente de ejaculação se reduz.
- ☙ A não ejaculação não deve ser confundida com o controle da ejaculação.
- ☙ A primeira envolve relaxamento, e a outra envolve tensão.
- ☙ Controlar a necessidade de ejacular reprime a energia e pode re-sultar em congestão.
- ☙ A não ejaculação aumenta a vitalidade e a criatividade.

20

A EJACULAÇÃO PRECOCE

Costuma-se definir como ejaculação precoce aquela que ocorre antes da satisfação mútua, incluindo-se aí, por exemplo, a ejaculação que ocorre em ato contínuo após a penetração e a ejaculação que acontece de maneira inesperada e incontrolável. A ejaculação precoce pode ocorrer aos dez, aos quinze ou até aos vinte minutos depois do início da relação — a duração varia de homem para homem. Ela determina o fim do ato sexual, tenha este sido concluído ou não. De certa forma, não há tempo suficiente para a maturação sexual. Um número incalculável de homens sofre a angústia da ejaculação precoce em um silêncio solitário e alienante, ainda que ela constitua um fenômeno extremamente comum. Assim, é fundamental que os homens percebam que a origem desse problema é sobretudo psicológica. Suas causas subjacentes são as repressões sexuais, as tensões que envolvem o sexo e a falta de informação, e não o corpo em si. Tais tensões e ansiedades afetam a mente do homem e geram um volume considerável de pré-excitação sexual. Quando o momento do amor por fim ocorre, o estresse, as pressões e as ansiedades que o homem traz dentro de si são tão intensos, e a excitação sexual é tão avassaladora, que ele ejacula sem nenhuma possibilidade de controle.

Para compreender quando e como isso ocorre, recordemos o conceito básico da polaridade. A energia positiva do homem flui através do pênis e é recebida pela mulher em seu polo negativo, a vagina. Tendo em vista que a experiência sexual da mulher esteve sempre baseada na movimentação e na estimulação clitoriana, a perturbação acumulada na vagina tornou-a ansiosa e voraz. Lembre-se, ainda, de que há tensões de nosso passado coletivo que jazem ocultas à nossa consciência. Quando acrescentamos a excitação e a estimulação que ocorrem durante as preliminares, a perturbação resulta em tensão e rigidez das paredes da vagina, criando uma espécie de avidez, de fome. Esta pode tornar-se tão intensa a ponto de doer, e toda a região parece estreitar-se e contrair-se. E, assim, quando a penetração ocorre, a mulher não está receptiva, está também repleta, quase na defensiva, e a circulação do fluxo de energia é interrompida.

Compreendendo a excitação sexual

O homem (que naturalmente é uma carga positiva), com suas próprias tensões sociais e sua excitação, e agora positivo em excesso, entra no ambiente vaginal alterado da mulher. Aí ele encontra, de forma inesperada, outra carga excitada e alterada. A energia masculina não tem para onde ir e não consegue fluir para a vagina. Ela precisa ir para algum lugar, mas encontra resistência e explode, extravasando precocemente na ejaculação.

É essencial compreender como a mulher também contribui para a ejaculação precoce, de modo inadvertido ou consciente. A qualquer momento durante o ato, uma imagem sexual ou a estimulação intensa podem provocar o movimento dessa carga excitável na mulher, fazendo com que a energia se precipite para baixo em uma onda de excitação, resultando na ejaculação repentina e inesperada do homem, quase como se esta fosse arrancada dele. Além disso, a mulher é capaz de criar tensão sexual na vagina a qualquer momento, de forma intencional, para forçar o fim do ato sexual. É claro que esse tipo de ação tem repercussões, pois rompe o fio potencial que a conecta a sua feminilidade.

Quando o homem penetra a mulher, o estado da vagina fornece ao pênis informações imediatas sobre como portar-se. Se a vagina estiver excitada, ficará contraída e na defensiva, e isso deixará o homem agitado e tenso, e mais inclinado a gozar. Se estiver relaxada e tranquila, suave e acolhedora, o pênis responderá a esse convite com uma energia vital vibrante, o positivo fluindo para o negativo. Compreender a excitação sexual tem uma importância imensa. Quando começa a ser capaz de identificá-la e de reconhecer o momento em que ela surge, você se liberta de suas amarras invisíveis. Em vez disso, pode usá-la da forma que melhor atender a suas necessidades e lançar alguma luz e compreensão onde antes existiam compulsão ou confusão.

A principal orientação para evitar a ejaculação precoce é bem direta. Homens e mulheres não devem acumular um grande volume de excitação antes de fazer amor. Começar com a penetração suave é também aconselhável. Quando duas pessoas retiram do sexo as pressões internas e as expectativas, o medo é reduzido, bem como a tensão. Marcar um encontro para fazer amor também ajuda, pois reduz uma das principais fontes de ansiedade para o homem, que agora sabe que *vai* fazer amor. Há menos apreensão ou incerteza quando ele sabe que não precisará convencer a mulher. São precisamente esses tipos de tensões, medos e preocupações que contribuem para a sobre-excitação e para a ocorrência da ejaculação precoce. Quando não há pressão, quando não precisamos seduzir e excitar um ao outro, podemos entrar de modo consciente no ato amoroso, em um estado de espírito mais tranquilo, e pouco a pouco nossos padrões perturbadores do passado se dissolvem. Quando não há ansiedade, o ato amoroso pode ser prolongado e durar horas.

Mantenham-se relaxados e conversem um com o outro

Como sugeri ao apresentar as preliminares sob um novo ângulo, o casal precisa permanecer tão relaxado quanto possível, com a atenção voltada para o simples contato, a sensualidade e o toque. Acaricie os seios e os genitais de um modo que demonstre aprovação e calorosas boas-vindas, em vez de estimulá-los. Desperte em vez de excitar, e desse estado harmonioso a excitação sexual emergirá de uma forma natural e bonita. Assim que a resposta sexual ocorrer, penetre sua companheira. Diga-lhe que você está ereto e pergunte se ela está pronta. Quando estiver pronta, a mulher dirá ao homem que o quer dentro de si nesse instante. É bastante conveniente ter esse tipo de cooperação em vez de cada um tirar suas próprias conclusões. Não esperem até que ambos estejam realmente excitados; é melhor que a penetração ocorra bem antes. Na ausência de excitação, os órgãos genitais permanecem tranquilos e a ejaculação é menos provável. Faça a penetração assim que considerar adequado, evitando permanecer tempo demais nas etapas preliminares do ato. Ainda assim, faça a primeira penetração bem lentamente, mantendo o contato visual entre vocês para que permaneçam presentes. Para o homem, a recomendação é manter sua consciência no pênis em si, e não pensar em onde o está colocando. Quando ele pensa na vagina, é inundado por todas as suas associações mentais com o sexo e com suas fantasias sexuais, que o estimulam à ejaculação.

Alguns homens já declararam que ejaculam facilmente com uma mulher, mas com outra conseguem manter a ereção muito tempo sem ejaculação. Isso é algo intrigante, e muitos homens já devem ter questionado o porquê. Na maior parte das vezes, tem a ver com a mulher, não com o homem, e depende muito do ambiente no qual o pênis se encontra. Se uma mulher está relaxada e não tem interesse na excitação ou no orgasmo, sua vagina está mansa, quente e calma, e o ato amoroso pode prolongar-se por horas. Quando uma mulher tende à excitação, a ejaculação precoce torna-se muito possível.

Como pode ver, as mulheres contribuem muito para com a tendência do homem de ejacular de forma prematura; portanto, vale mesmo a pena não deixar seu homem excitado demais. Assim, o homem se torna um amante mais potente, e a mulher fica plenamente satisfeita. Há muito mais a ganhar quando tentamos relaxar na energia sexual em vez de ativá-la. Contudo, o condicionamento da mulher ensinou-lhe que o ato de amor exige que ela se mexa e estimule o clitóris, fique agitada e ativa e busque o orgasmo. Ela acredita que é isso que o homem espera dela. O conceito de relaxar na dimensão mais feminina, mais receptiva da experiência sexual, parece estar em contradição com o que ela acha que é desfrutar do ato amoroso. Mas, quando aprendemos a nos acalmar durante o sexo, permitindo, assim, que o homem também o faça, a porta para o êxtase começa a se abrir.

Para gerar a possibilidade de uma união sexual mais prolongada, permita que o homem penetre em sua vagina o quanto antes, de modo que a expectativa dele não se acumule. Quando você se sentir mental e fisicamente preparada para a penetração, convide-o. Comunique-se. Peça a ele para penetrá-la. Permita que a primeira penetração seja bem lenta e, uma vez que ele estiver dentro, continue relaxando os músculos da vagina, imaginando-os macios e acolhedores. Não se mova sem necessidade. Seja fisicamente mais passiva e receptiva (isso não significa se manter inerte ou desinteressada, mas menos expansiva e mais presente fisicamente; reativa, em vez de ativa) e deixe que sua atenção se volte para o interior de seu corpo e para o que acontece dentro dele — para o maravilhoso fenômeno como um todo. Esse olhar para dentro é muito mais valioso do que os efeitos dos repetidos movimentos pélvicos, e isso vai surpreender você. Quando sua consciência entra no clima, o relaxamento e a sensualidade inundam seus corpos. Use o tempo que precisar, não force nada, não tenha pressa, não tente excitar a energia. Estimule-se apenas o suficiente, penetre e seja penetrada, e então permaneça nessa atração inicial, mantenha-se no presente, ancorando-se em seu corpo, usando qualquer uma das chaves do amor.

Pontos principais

- ❦ A causa da ejaculação precoce deriva da tensão sexual e da ansiedade.
- ❦ Reduza a expectativa sexual e a excitação antes da penetração.
- ❦ A mulher contribui para a ejaculação precoce sem saber.
- ❦ Adotar uma abordagem descontraída pode eliminar esses problemas.

21

EREÇÃO E IMPOTÊNCIA

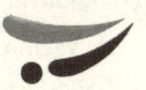

Alguns homens têm dificuldade para manter a ereção; outros não. Alguns precisam fazer algumas tentativas antes de conseguir uma ereção, e outros a conseguem só de pensar nela. Alguns podem ter uma ereção facilmente com uma mulher e não conseguir com outra. Pode ser um fenômeno intrigante, incompreendido, e fonte de muita dor e tormento para o homem, mas também para a mulher.

A parte mais prejudicial dessa confusão é que muitos homens, se não todos, avaliam sua virilidade de acordo com a capacidade de ficar ereto e de satisfazer uma mulher. As mulheres com frequência avaliam os homens da mesma forma. Quão duro ele consegue ficar e por quanto tempo consegue se manter assim? Tudo isso constitui um peso imenso para o homem; isso o devora, enquanto sua mente coloca em dúvida sua capacidade de amar uma mulher, e ele começa até mesmo a duvidar de sua parceira. O psicológico começa a invadir a naturalidade e a integridade da expressão sexual dele. Aos poucos, vão se acumulando dentro dele uma pressão e uma tensão enormes, mas, ironicamente, a verdade é que a mulher também é responsável pela ereção de um homem.

O poder do magnetismo sexual sem excitação

Se passarmos a ver o pênis e a vagina como uma unidade, contrapartes em um todo dotado de inteligência magnética, nossa compreensão do sexo pode começar a mudar. Em vez de uma pressão mental que vai se acumulando no homem, a qual determina que, para fazer amor, ele precisa fazer algo, ele deveria considerar seu pênis como um instrumento de amor que *reage* ao amor presente em sua contraparte, a vagina. Isso significa que ele não força uma ereção fazendo algo, mas confia no amor e espera até que sua ereção se avolume e cresça, dentro ou fora da vagina. Quando a vagina está permeada de consciência e amor, a ereção ocorre com grande facilidade, sem nenhum esforço. O pênis busca as profundezas vaginais com um entusiasmo assombroso. As mulheres sabem como ser sensuais ou provocativas para ajudar o homem a ficar duro, e elas o fazem com muita disposição, para que o sexo possa ocorrer. Mas, quando o foco está voltado para fora, sendo dirigido ao homem, e não para dentro, para si mesma, muitas vezes, o esforço é inútil. Quando a mulher tenta estimular a ereção do homem com a mão ou com a boca, por exemplo, está deixando de levar em conta um fato importante. É a vagina, essa parte central dela, que cria ou interrompe uma ereção, e o homem é apenas metade desse fenômeno miraculoso. É a qualidade líquida acolhedora da cavidade da vagina, com sua aconchegante suavidade aveludada, que realiza a tarefa.

Os homens que já experimentaram os dois estilos de ato amoroso, tanto a excitação quanto o relaxamento, dizem ser possível sentir a diferença entre uma ereção potente e uma ereção decorrente da excitação. A primeira, contam eles, transmite uma sensação plácida, suave e sensível, enquanto a segunda parece tensa, rígida, e ainda assim fácil de perder. É como a diferença entre a vitalidade de uma serpente e a inércia de um graveto. Lembro-me de um homem que vinha experimentando as chaves do amor e que compartilhou sua observação perspicaz. Ele declarou: "Tenho dois tipos diferentes de ereção. Em um deles, eu escolho o relaxamento e o não fazer, e logo ocorre um movimento de energia e a ereção acontece. Esse tipo de ereção não se desfaz quando não há movimento. No outro tipo, uso a excitação e a tensão e consigo uma ereção que dá a sensação de ser fugaz, porque não está conectada com o meu interior. Eu perco esse tipo de ereção se não há movimento.". Muitos homens já devem ter passado pela mesma situação.

Outro participante de um de meus *workshops* disse: "Quando eu conscientemente provoco uma ereção endurecendo o períneo e a área anal, a energia fica concentrada em minha pelve. Em contraste, quando permaneço relaxado e consciente de toda a minha área pélvica, a energia retrocede naturalmente e o períneo faz o que tem de fazer. A sensação ainda é igual, e isso no começo era intrigante. No entanto, quando deixo acontecer, é como se eu estivesse pronto para isso, não como se estivesse forçando. Posso ter uma sensação de contração no períneo e na raiz do pênis forçando para cima, mais como se estivesse apertando, não como se fossem espasmos. Essa sensação é maravilhosa e ao mesmo tempo relaxante, porque não faço esforço algum, ela apenas acontece.".

Sinta uma onda elétrica de inspiração

A estrutura dos órgãos sexuais, com o pênis encaixando-se tão bem dentro da vagina, permite à energia fluir de forma natural, e a ereção é um subproduto da atração. A ereção também pode acontecer próximo à vagina, não apenas dentro dela. O avanço natural do pênis e suas investidas para diante, quando está próximo à vagina, representam a energia positiva que busca sua contraparte para completar-se. Essa polarização do pênis, na qual ele responde por meio da polaridade, é descrita pelos homens como uma jornada que vai da cabeça do pênis à sua raiz. Todo o pênis se torna potente, e isso amplia o fenômeno magnético. Quando o homem consegue imaginar que seu pênis emerge de seu corpo como uma haste de consciência, ou um facho de luz, ele se torna cada vez mais consciente de toda a extensão do pênis, sentindo plenamente a vitalidade que o permeia.

O pênis é muito sensível a alterações no ambiente. Ele sente quando a vagina está próxima e relaxada e quando não está. Ele sabe quando a vagina está se afastando da polaridade, por exemplo, quando a mulher começa a se esforçar para chegar ao orgasmo. Quando o ambiente relaxado e aberto da vagina fica estreito, contraído, e passa de uma atitude receptiva para uma atitude de avidez, o homem frequentemente perde a ereção no mesmo instante. A sensibilidade de um pênis consciente não pode atender a tal demanda, e ele vai se recolher e se afastar à medida que a ereção diminuir, ou ele pode até perder todo o interesse de repente, mesmo que ainda esteja ereto.

Quando está ereto dentro da mulher, o homem, em geral, começa a perder a ereção no exato instante em que a consciência da mulher deixa a vagina, de tão sensível que o pênis é. Um simples pensamento pode ser responsável pela perda da ereção. Muitas vezes, me espantei quando, assim que permiti à minha consciência afastar-se, o pênis de imediato murchou. Faz sentido; sua contraparte elétrica se foi, desapareceu. Quando sou capaz de reconectar-me a meu corpo, interiorizar-me nele outra vez e parar de pensar, o pênis estende-se e serpenteia de novo para dentro da vagina, reconquistando o terreno perdido.

O pênis é especialmente sensível à energia dos seios, fenômeno que tanto o homem quanto a mulher conseguem sentir. Se os seios são estimulados, o pênis responde de imediato. Isso ocorre porque a vagina fica receptiva e sensível quando os seios estão cheios de vitalidade, mais positivos. Por sua vez, isso também permite que a energia do homem seja atraída do pênis para a vagina. Enquanto tem a atenção voltada para os seios e recebe o homem, a mulher sente o pênis responder de repente com mais vitalidade graças à eletricidade que se move nele. Essa intensificação da polaridade, mesmo que dure um breve instante, é sentida pelo pênis como uma descarga de energia, uma onda de fogo, uma inspiração. Quando os seios estão de fato abertos e são amorosos a partir de seu interior, a mulher sente que está penetrando o homem com seu amor através dos seios, do peito e do coração, o que por sua vez ativa o coração e o amor dele.

Isso nos mostra que a vitalidade presente no pênis depende da vitalidade que há na vagina, e que quanto maior é a capacidade de ambos, homem e mulher, de estar presente e consciente durante o ato amoroso, maior é o êxtase que experimentam. Se a coisa parece meio desanimada enquanto você faz amor, pode ser uma indicação de que você ou seu parceiro não está de fato presente. Você pode estar cansado(a) ou talvez preocupado(a), mas não está de fato junto a seu par no espírito do amor. Quanto mais prática você adquire em voltar para o "aqui", mais vivos estarão os genitais um para o outro.

Psicologia e impotência

A impotência é o maior medo do homem. Para ele, é um choque quando seu pênis não se ergue a contento, quando não há estimulação ou excitação que dê jeito, quando nem vídeos nem roupas sumárias ou qualquer acessório *sexy* conseguem ajudar. Isso pode assustar o homem que outrora era conhecido como um garanhão. No entanto, em casos assim, é mais comum ocorrer a impotência. O problema é que o pênis se tornou insensível e deixou de responder, por depender da excitação de forma tão extrema, e, se o homem não explorar sua sexualidade a partir de seu interior, facilmente será vencido pela impotência. Infelizmente ele se torna imune à sua energia sexual, as dúvidas se instalam, a frustração e a raiva crescem. Milhões de homens hoje sofrem de impotência, um problema tão crônico quanto a ejaculação precoce.

A culpa pela impotência com frequência é atribuída à parceira, à familiaridade dos anos passados juntos, à rotina dos velhos hábitos, às camadas de barreiras emocionais e à dor de feridas não expressadas instaladas no coração. O amor que uniu duas pessoas durante tantos anos torna-se inacessível, e faltam o estímulo e a atração. Ainda, passamos a acreditar que os homens mais velhos precisam ser revigorados, abandonando suas esposas e trocando-as por mulheres mais jovens. O problema da impotência, porém, não está na parceira, mas na insensibilidade do pênis e na psicologia do próprio homem.

Quando o sexo já não funciona mais

No caso da impotência, o tantra nos diz que o pênis já não funciona como um autêntico polo positivo masculino; ele se tornou flácido e inerte, tendo perdido seu interesse e sua sensibilidade inatos. Já não tem suas raízes em um estoque ilimitado de energia sexual. Em vez disso, os anos acumulados de desinformação sexual e mau uso tornaram os genitais insensíveis e entorpecidos. A sensação tomou o lugar da sensibilidade há muito tempo, e aos homens nunca foi ensinado como o pênis de fato funciona dentro da vagina, e como é possível desenvolver as propriedades magnéticas inerentes que podem proporcionar, a eles e a suas parceiras, amor e satisfação perenes.

Para um homem impotente não há opções; ele não tem acesso ao êxtase, e seu prazer é reduzido a momentos ocasionais de liberações superficiais e fugazes. A capacidade de ficar ereto, que é sobretudo uma função da mente, de sua imaginação sexual e de suas fantasias, sofre uma atrofia. A sensação que experimenta é aquilo que ele *imagina* estar lhe acontecendo, e não o que *de fato* acontece.

Hoje em dia, é socialmente aceitável afirmar que o sexo simplesmente não funciona mais. O sexo é deixado de lado, parece não ter mais importância, mas a falta de energia sexual logo se torna uma fonte de inseguranças e a causa por trás de desavenças e descontentamento emocional do casal. Um homem que não tem expressão sexual logo sente os efeitos corrosivos de sua energia estagnada, tornando-se inquieto, entediado, crítico, fácil de desagradar e muito irritadiço. Quando os homens, como forma de compensação, canalizam sua energia sexual para o trabalho e as realizações, sem deixar tempo para o amor, uma parte fundamental deles permanece carente de expressão e de nutrição. Mais tarde, cercados de riquezas materiais, eles se assombram com sua infelicidade, seus problemas de obesidade, alcoolismo e impotência. Por mais importante que o dinheiro lhes tivesse parecido, de repente, eles percebem que estabeleceram mal suas prioridades.

Superando juntos a falta de sentimento

De acordo com o tantra, homens e mulheres são responsáveis pela impotência masculina. Depois de anos de atos amorosos baseados no atrito, os genitais, tanto masculinos quanto femininos, ficam cada vez mais insensíveis, com os tecidos musculares tornando-se duros e tensos. Quando o pênis permanece imóvel dentro da vagina, não há formigamento, vibração ou sensibilidade, nenhuma consciência sutil. Depois de anos de contato bruto, o pênis só consegue ficar ereto se houver atrito; não há sentimentos, não há sensações delicadas, nenhuma vitalidade inata. A ereção como resposta ao efeito da polaridade fica amortecida e inacessível, uma perturbação na bioenergia. Felizmente o casal pode superar junto o problema da impotência. Para isso é necessário ter paciência, sensibilidade e respeito por si mesmo. Respeite-se, respeite sua energia, respeite seus genitais e dê-lhes tempo para curarem-se e voltarem ao equilíbrio. Marquem com frequência encontros para fazer amor. Concedam-se todo o tempo possível, façam massagem um no outro, nos seios, no pênis e nos testículos. Não tenham pressa, mantenham-se conscientes e relaxem juntos. Quando ambos estiverem prontos, deitem-se na cama e tentem a penetração sem ereção (*descrita no capítulo 12, sobre a penetração suave*). Se for inserido com êxito, mesmo que seja só a cabeça, já é suficiente; mantenham a consciência no pênis e na vagina e troquem energia por meio do contato visual. A mulher deve lembrar-se de manter a consciência também nos seios, e o homem deve tocá-los para aumentar a consciência da parceira. Repita várias vezes essa forma de fazer amor, e o resultado será que, saindo de seu estado neutro, a ereção surgirá *em resposta à vagina*. Mesmo que no começo seja por um instante apenas, isso proporcionará um vislumbre inspirador do maravilhoso fenômeno da ereção e o fim da impotência. Pare de procurar por resultados ou gratificação imediatos, pois podem ser necessárias várias tentativas antes que o positivo e o negativo comecem a responder e operar como devem. Contudo, quando um homem pode começar a relaxar em um ambiente amoroso com sua parceira, e começa a confiar em seu pênis, então, a inteligência natural dos órgãos sexuais pode ser restabelecida. A ereção uma vez mais vai tornar-se uma resposta natural.

Desastrosamente, a ciência produziu uma "pílula para a impotência" com um efeito assombroso — o homem requer o estímulo sexual de sempre, ou uma provocação (portanto, esse não é um afrodisíaco), e com isso logo uma ereção completa é obtida! A curto prazo, isso oferece um consolo, mas, no contexto da polaridade masculina que existe na fonte da capacidade erétil do homem, a verdade gritante é que a intervenção da medicina exacerba uma situação já difícil e não ajuda a compreender as realidades energéticas envolvidas. O homem já tem uma insensibilidade crônica e não está consciente de si, e isso termina por transformá-lo em uma máquina de ereção, intensificando sua falta de sensibilidade a si mesmo e, claro, à sua parceira. Mesmo que sua mulher possa estar muito grata por vivenciar a penetração uma vez mais, a apatia do pênis não permite que as energias sexuais extáticas dela despertem. Tampouco há geração de amor.

A insensibilidade resultante da tensão e da ansiedade

Às vezes, os homens me contam sobre um "problema sexual" que consiste em uma função erétil extrema, mas quase sem nenhuma sensibilidade sexual. Isso significa que uma ereção pode ser mantida por longos períodos, mas o pênis é tão insensível que é impossível obter sensação suficiente para desencadear uma ejaculação. E, assim, eles "bombeiam" sem cessar e terminam frustrados pela ausência de uns poucos segundos de prazer real. De certo modo, isso também pode ser classificado como impotência, mesmo que pareça ser o oposto. Quando um homem tem uma ereção dura como aço, mas sem ter nela a consciência, ele é efetivamente impotente. Quando ele não tem a sensação de que seu polo masculino reage a uma mulher, ele se sente menos viril. Um amigo meu, que sofria de uma terrível dor emocional por sua insensibilidade, advinda de seus primeiros anos de vida sexual, teve a felicidade de encontrar, vinte anos depois, uma mulher que estava interessada em fazer experimentos junto com ele. Depois de um período de oito meses fazendo amor sem as tensões e as ansiedades que produziam sua insensibilidade, ele ficou aliviado ao ver seu pênis começando a recobrar sua sensibilidade inerente, sendo capaz de sentir o ambiente a seu redor e reagir de modo adequado. Ele começou a sentir o pênis como um canal de energia divina, capaz de sustentar o amor e de despertar de forma profunda sua mulher interior. A inteligência orgânica presente no corpo é uma força integradora tão poderosa que até mesmo a menor alteração na consciência (que reduz a pressão de nosso condicionamento sexual) é recompensada com o vigor da vida e da sensibilidade renovada. O corpo está intrinsecamente pronto para voltar a ser uma unidade orgânica (e até deseja isso).

Pontos principais

- A ereção não é uma função mecânica, mas uma resposta da polaridade à mulher.

- A mulher influencia a ereção através da consciência na vagina e nos seios.

- A ereção é o resultado natural da presença de consciência e amor.

- A impotência reflete a extrema insensibilidade do homem a si mesmo e a seu par.

- A penetração suave é muito útil para restaurar a confiança do homem em seu pênis e a sensibilidade deste.

22
SENTIMENTOS E EMOÇÕES

O tantra é uma jornada da mente para o corpo, do pensar para o sentir. Ao imergirmos no mundo dos sentimentos, percebemos que estes pertencem a duas categorias distintas. Há sentimentos que têm um conteúdo emocional, como a tristeza ou a irritação, e há aqueles que são as sensações do próprio movimento da energia dentro do corpo. À medida que o casal pratica o uso das chaves do amor, ambos os parceiros passam a descobrir esses tipos de sentimentos. Ampliando aos poucos sua consciência durante o amor, os amantes percebem um aumento da sensibilidade do corpo e da consciência. Isso traz consigo toda uma gama nova de sensações e sentimentos internos, tais como suavidade, maciez aveludada, calor e calidez, excitação, formigamento, borbulhar, leveza, maciez, frescor, abundância, brilho fluido e a dissolução de todos os limites físicos. Ao reduzirmos a necessidade de sensações durante o sexo, descobrimos em nós mesmos uma sensibilidade inata e percebemos que há em nosso interior um mundo de sensações desconhecidas. Isso nos proporciona prazer sexual, uma vez que a energia começa a mover-se pelos circuitos internos. A experiência sexual torna-se algo muito diferente, e, no início, os casais não a descrevem como se fosse de natureza exatamente sexual. Em um *workshop* que dei recentemente, depois de ter um primeiro contato com esse universo, um participante disse: "É tocante de verdade, e não se parece com nada que a gente vê nos filmes!".

Nossos sentimentos são diferentes de nossas emoções

Os sentimentos que têm conteúdo emocional são algo completamente diferente e deixam muita gente confusa porque parecem criar o céu e o inferno. As discussões e o amor se mesclam de novo e de novo, e parece não haver modo de alcançar a paz. Sentimentos e emoções o tempo todo perturbam nossa tranquilidade. É esse aspecto de nós mesmos — essa camada sutil e em geral inconsciente — que precisa ser trazido à consciência. Ter consciência do corpo e dos pensamentos é o primeiro passo. Ambos — a consciência do corpo e a consciência da mente — são relativamente fáceis em comparação ao terceiro fator — a consciência de nossos humores sempre inconstantes, as mudanças de temperamento e as emoções complexas.

Embora as palavras "emoção" e "sentimento" sejam usadas de forma intercambiável, esse é um equívoco muito comum. Há uma enorme diferença entre experimentar uma emoção e experimentar um sentimento. É importante compreender essa distinção, sobretudo no mundo do amor, pois permite vislumbres de nossa própria psicologia e cria a possibilidade de começarmos a assumir de fato a responsabilidade por nós mesmos. Identificar essa diferença permite que você saiba o que está acontecendo no momento em que acontece.

Os sentimentos são uma expressão do que está acontecendo agora, de modo consciente, no presente, e as emoções são uma expressão inconsciente do passado, algo que já aconteceu. Os sentimentos são conscientes; entretanto as emoções operam em um nível inconsciente. Os sentimentos são expressos de forma pura e inocente, mas, no caso da emoção, a expressão é evitada, reprimida ou adiada, e, quando afinal é expressa, com frequência, é avassaladora, destrutiva ou cruel. As emoções gostam de atribuir culpa e dizer "você sempre... é culpa sua...", porém os sentimentos assumem a responsabilidade e dizem "eu sinto" ou "eu preciso". Os sentimentos fortalecem o coração, enquanto as emoções enrijecem o ego. Os sentimentos aproximam você de sua pessoa amada, enquanto as emoções os afastam. Está claro que os sentimentos e as emoções têm qualidades bem diferentes e nos proporcionam experiências quase opostas da realidade. Por meio de nossos sentimentos, nós expandimos nossa energia, nós nos sentimos leves e energizados. Sentimo-nos próximos da pessoa que amamos e amparados pela vida. Por meio das emoções, ficamos contraídos e tensos, experimentamos opressão, desesperança e dor. É exaustivo. Sentimo-nos distantes do mundo e excluídos pelas pessoas que amamos.

Como os sentimentos ignorados tornam-se monstros emocionais

Em nossa sociedade, em que a racionalidade e a razão recebem um status prioritário, quase não se dá importância a nossos sentimentos, quaisquer que sejam, venham de nós ou de outras pessoas. Infelizmente, na maioria dos casos, nós os tentamos reprimir para revelar menos sobre nossas vulnerabilidades e fraquezas. O comportamento de ignorar nossos verdadeiros sentimentos começa na tenra infância, quando aprendemos a nos controlar. Isso ocorre sobretudo com os homens, e os sentimentos são vistos como se pertencessem apenas ao domínio feminino. A expressão em inglês *"keeping a stiff upper lip"* [literalmente, manter firme o lábio superior], que significa manter-se firme e não revelar as emoções, não é nenhuma piada, pois, quando estamos em contato com nossos sentimentos, nossas inseguranças e fraquezas, o lábio superior e o queixo tremem sem vergonha alguma. Quando quaisquer sentimentos de tristeza ou frustração, ou mesmo de alegria e de amor, permanecem sem ser expressos, eles se acumulam aos poucos e tornam-se um depósito de emoções, afetando a harmonia entre mente e corpo. Ciúmes, raiva, ódio, medo e fúria começam a acumular-se bem cedo em nossa vida (com frequência, estão relacionados à interferência sexual), e, não importa o quanto nos esforcemos em reprimi-los, não é fácil ignorar essas emoções passadas. Nossa falta de expressão honesta nos forçou a desenvolver qualidades defensivas rígidas, tensas, irritadiças. Acumulamos a dor e as decepções que nos fariam chorar e lamentar, e assim elas se enterram no inconsciente como emoções, distorcendo nossos corpos e danificando a psique.

Esses sentimentos não expressados vivem em nós e retornam cedo ou tarde como emoções destrutivas. Os fantasmas do passado continuamente maculam a simplicidade do presente. Isso explica por que uma pessoa de aparência pacata e razoável pode um dia explodir com a mais leve provocação, lançando-se em uma fúria violenta e irracional. A pessoa está liberando a pressão reprimida de sentimentos passados que não mais pode ser contida, e a violência de tal explosão costuma ser desproporcional ao incidente que a desencadeou. O acúmulo de sentimentos retidos e não expressados é liberado com a força da pressão que está por trás dele, e a pessoa parece tornar-se "irracional"; no entanto, ela está agindo "inconscientemente". Se pudermos nos tornar conscientes da influência do passado em nosso presente, poderemos começar a separar as emoções e os sentimentos reais.

Expressando nossos sentimentos ao mesmo tempo que os vivenciamos

Os sentimentos, por sua vez, são expressos de forma consciente no momento exato em que estão acontecendo. Não são guardados ou reprimidos, mas, sim, expostos. Se a raiva está presente, ou a frustração, um saudável urro a partir da barriga, com vários segundos de duração, pode ter um efeito libertador. A raiva se dissolve de forma instantânea, e não resta nenhum ressentimento para ficar o corroendo. Por outro lado, assim, você se sente radiante e repleto de vitalidade. No caso de uma dolorosa desilusão amorosa, um uivo como o de um animal, repleto de dor, pode tornar tudo mais suportável. A pressão interna é liberada. A tristeza é expressa com um choro sentido. Quando demonstramos nossos sentimentos mais íntimos à medida que os detectamos dentro de nós, eles são transformados em energia viva e somos libertados de quaisquer efeitos debilitantes. Mesmo o amor ou a alegria logo se transformam em depressão ou tristeza quando não são expressados.

O fato é que nossos sentimentos conscientes contêm nosso céu, enquanto nossas emoções inconscientes contêm nosso inferno, e nós criamos nosso inferno por não expressarmos nosso céu. A emoção é uma defesa contra a dor, enquanto o sentimento a acolhe e a utiliza como um caminho para a cura. Às vezes, o céu pode parecer o inferno, na forma de uma tragédia, uma perda ou um desastre, mas, se permitirmos que os sentimentos *reais* aflorem, como a angústia, a agonia e a dor, nós nos sentiremos muito melhor, e até inspirados. Por outro lado, quando não são expressados, os sentimentos puxam nosso espírito para baixo e consomem nosso coração. Eles permanecem como emoções latentes em nosso inconsciente, até que algum incidente desencadeie sua lembrança. O melhor que podemos fazer é aprender a partilhar nossos sentimentos e, assim, evitar as emoções.

O acúmulo de sentimentos no corpo

O corpo funciona como um "lar" puro para os sentimentos não expressados. Cria-se, assim, uma pressão interna, com um estresse que chega até a afetar a estrutura física e o movimento muscular da pessoa. Quando o sentimento não é expressado, o corpo o armazena em seus tecidos. A forma como a pessoa ergue o queixo e posiciona a cabeça, usa os ombros, mantém a pelve é determinada pela pressão emocional interna. Quando a tensão das emoções deforma o núcleo sexual, como acontece com todos nós, isso também fica evidente na forma de caminhar, no ângulo da pelve, no formato das pernas, no alinhamento dos joelhos. É no plexo solar, porém, que ficam armazenadas muitas das emoções que não liberamos, prejudicando a estrutura física e energética.

Quando estamos dominados pelas emoções e prestamos atenção no plexo solar, percebemos a sensação corrosiva de tensão e até uma inquietação constante. Levar a consciência até o plexo solar ao fazer amor, relaxando-o, constitui uma das chaves do amor já sugeridas, pois, assim, intensificam-se a presença e a energia sexual. Do mesmo modo, o plexo solar pode ser usado no dia a dia como um monitor de emoções. Ele fornece muita informação. Se você perceber que há uma sensação física como uma fisgada ou um puxão no plexo solar, isso é uma indicação de que a tranquilidade foi perturbada e algo está acontecendo. Você está dominado pela emoção! O plexo solar nunca erra ao interpretar uma situação, e não precisa ser nada muito dramático. Pode ser algo corriqueiro, um amigo que ignorou você no café, um vizinho dizendo algo negativo sobre seus filhos ou seu cachorro, ou seu parceiro que se esqueceu de lhe dar um beijo de despedida por estar preocupado com outra coisa. Mais tarde, você pode se sentir incomodado, sobretudo na região do estômago, com uma sensação de distanciamento ou de infelicidade.

Consciência, aceitação e alívio da tensão

Em vez de carregar o desconforto dessa emoção o dia todo, tente reconhecer exatamente o que está sentindo — abandono ou insegurança —, e apenas sinta, experimentando também o aspecto físico do sentir. Leve para o plexo solar sua consciência e mergulhe na sensação que ali está. Permaneça com ela por algum tempo, imaginando que chamas na base de seu abdome a estão queimando. Depois de algum tempo, analise como está se sentindo. Você está se sentindo à vontade? Tendo reconhecido sua emoção, ao trazer para a raiz dela sua consciência, você talvez tenha sentido algum alívio, uma leveza de espírito. A carga física desapareceu e, ao aceitar a emoção, dissipou-se a tensão; agora você está de novo ancorado(a) em seu próprio ser. Nesse caso, não há nada mais a ser feito, e você é capaz de seguir seu dia com o coração feliz.

Entretanto, você pode telefonar para seu par e dizer que sente a falta dele, ou falar com um(a) amigo(a), saber como ele(a) está e partilhar com ele(a) seus sentimentos. Talvez descubra que ele(a) nem viu você no café por estar perdido em suas próprias preocupações matinais. De repente, todo o cenário se desfaz como uma nuvem de fumaça. Na realidade, foi sua insegurança pessoal, a necessidade de ser percebido e valorizado, que fez com que você se ofendesse. E isso desencadeia emoções que estão sempre latentes. Se você acha que reconhecer a emoção não é suficiente, talvez tenha de fazer algo mais para eliminar o desconforto. Sempre tente algo físico por alguns minutos — saltar no mesmo lugar, bater os pés no chão, socar uma almofada, ou até falar qualquer coisa consigo mesmo(a) em voz alta. Todos os movimentos e sons ajudam muito a reduzir os efeitos prejudiciais das emoções sobre o corpo.

Com uma consciência um pouco mais intensa, podemos começar a refletir sobre nossas emoções, nossos humores, nossos altos e baixos momentâneos. A reflexão exige uma atenção real, e é difícil porque as emoções são de fato parte de nosso corpo. Nós as sentimos como um aspecto integral de nós mesmos, achamos que é isso que nós somos. Manter a consciência no plexo solar ajuda muito a detectar emoções sutis, e é importante dissolver no plexo solar as tensões associadas a essas emoções, por meio da própria consciência. De outra forma, elas se acumulam e penetram em nossa psique. A expressão de uma emoção é sempre benéfica porque tira de dentro de nós as pressões internas. Contudo, é a *consciência da emoção*, não a emoção em si, que começa a dissolver os fios que nos ligam a nossos aspectos inconscientes. Por meio dessa observação, as emoções aos poucos deixam de ser provocadas. O passado permanece no passado. Quando os sentimentos surgem no presente, não estão contaminados pelas experiências incompletas do passado e podem ser expressos com frescor e pureza. Com isso, o amor e a vida começam a adquirir uma simplicidade pura, genuína.

Amor, emoção e cura sexual

Quando damos início ao ato sexual, nós o fazemos com a tensão de todos os nossos sentimentos não expressados, as emoções agora frágeis que existem dentro de nós. Na arena sexual, nossas emoções são ativadas de forma insuspeita e entram em ação, lançando sombra sobre nossas vidas sem que saibamos. Isso tem resultados desastrosos sobre o amor, e nós nos vemos repetidamente na mesma discussão ou insatisfação com nosso par, como se andássemos em círculos. Ou o mesmo problema afasta você de uma série de parceiros, porque o tema fica sendo reprisado. Parece que não conseguimos fazer direito a coisa. E, no entanto, por ignorarmos o que é o amor de fato, acabamos aceitando os altos e baixos como uma parte essencial dele. Quando nos tornamos conscientes dos efeitos e, sobretudo, das raízes de nossas emoções no passado, podemos começar a assumir maior responsabilidade por nosso amor e separá-lo da área emocional. Podemos começar a recriá-lo, trazendo inteligência e consciência para o ato amoroso, e expressar nossos sentimentos ao deixarmos de nos identificar com nossas emoções.

Embora manifestando-se de forma diferente em homens e mulheres, os genitais de ambos os sexos estão repletos de vergonha e de emoções negativas acumuladas que interferem na polaridade natural. Uma vez aliviada a pressão que existe sobre o pênis e a vagina, pela remoção da necessidade premente de fazer algo durante o sexo, os polos genitais dão início a um processo de relaxamento. Ao fazer isso, as emoções encapsuladas começam a ser liberadas de diferentes formas. O homem não deve ter vergonha de chorar e de demonstrar seus sentimentos, inclusive é sua tarefa ser tão sincero e direto quanto possível. Sua parceira vai lhe agradecer por partilhar sua vulnerabilidade, sobretudo porque, no momento de liberar as lágrimas, você sente o pênis mais sensível e consciente. Um amigo meu, quando estava na puberdade, percebeu que surgiram algumas manchas em seu pênis. Ele ficou angustiado, achando que tinha algo de errado. Ele não podia falar com ninguém sobre aquilo. E, por nunca ter visto outro pênis além do seu, não sabia que as manchas eram muito normais. Ele queria ir a um médico, mas para isso precisaria discutir o assunto antes com seus pais, o que era inconcebível. Em vez disso, ele enterrou dentro de si a vergonha e a aflição e, quando já havia passado dos trinta anos, inconscientemente, sentiu que seu pênis estava "doente". Apenas quando começou a fazer amor de forma consciente, sua vergonha e sua dor emergiram de seu corpo. Quando isso aconteceu, ele percebeu como tais emoções haviam afetado todos os seus encontros sexuais com as mulheres. Permitir-se sentir de novo algo que você deixou de sentir anos antes é uma cura em si que se estende ao tecido genital. Com as lágrimas que brotam e ajudam a lavar as dores e libertar o corpo de tensões internas e toxinas, uma nova sensibilidade surge nos órgãos sexuais. Os polos se esvaziam aos poucos, eliminando suas perturbações (consciência negativa) e recobrando sua verdadeira polaridade. Dessa forma, o homem se torna mais masculino, e a mulher, mais feminina.

Como o passado pode perturbar o presente

Em meu trabalho com as pessoas, tem sido muito angustiante descobrir a grande quantidade de mulheres que sofrem abuso sexual, muitas delas ainda bem meninas. Isso é também surpreendentemente comum entre os homens, embora num nível menor. Tais indivíduos retêm na idade adulta a dor e a confusão gerada na infância por acontecimentos sexuais traumatizantes. Invariavelmente, são incapazes de contar a alguém, de partilhar ou de expressar seus sentimentos de medo e horror. Talvez o episódio tenha envolvido o pai, o avô, um tio, um irmão ou o vizinho do lado, ou mesmo o sacerdote local. Há mães que acusam as próprias filhas de serem sexualmente provocantes, culpando a criança, em vez de acreditar em um relato de molestamento sexual. Essas marcas profundas vivem no corpo e na mente e comprometem todos os encontros amorosos futuros. Anos depois dessas ocorrências, sentimentos reprimidos que se tornaram emoções podem subir à superfície e procurar liberação, numa tentativa de se verem livres de um passado secreto, oculto, sombrio.

A base da experiência que leva à cura sexual é trazer à tona e liberar os sentimentos passados, raiva, dor e frustrações, cujos restos deixaram sua marca nos órgãos sexuais. O relaxamento que buscamos vai fazer com que lembranças dolorosas aflorem, numa tentativa de remover as tensões que obstruem um sistema energético que, de outro modo, estaria fluindo livremente. Com essa compreensão, podemos acolher antigas feridas e experiências negativas guardadas desde a infância, que afloram à medida que os genitais ganham mais consciência e iniciam seu processo de cura.

Quando minha própria consciência veio à tona, verti lágrimas de profunda dor, às vezes, contorcendo todo o meu corpo de forma incontrolável, tremendo e transpirando. Até hoje não sei quais incidentes específicos criaram essa dor, porém descobri que o importante não é a origem, mas, sim, a liberação. Ao liberar sentimentos há muito tempo retidos, uma sensação de ternura e suavidade aflorou em minha vagina, e a cura ocorreu.

Sempre afirmei que a cama não é lugar de análise; isso é amor, não terapia. Para mim, era melhor não falar ou tentar explicar o que estava acontecendo, mas continuar fazendo amor enquanto as lágrimas corriam, continuar abrindo-me para o pênis que despertava em mim aqueles sentimentos do passado. Se me afastasse e me encolhesse, prostrada, ou se tentasse falar sobre aquilo, minhas lágrimas secariam de imediato e eu ficaria me sentindo vazia, incompleta. Se permanecesse presente ao fazer amor, encarando o meu parceiro e a intensidade do que sentia, respirando profundamente e aceitando a vulnerabilidade e as lágrimas, eu seria capaz de acessar uma camada mais profunda de emoções retidas. À medida que cada camada era removida, eu encontrava mais sensação e percepção em minha vagina, e meu parceiro também sentia seu pênis responder.

Percebendo as emoções quando elas surgem

É importante reconhecer quando o passado e o inconsciente se manifestam e o momento exato em que a emoção bate à sua porta. O modo como você reage, então, faz toda a diferença. Por exemplo, enquanto você está fazendo amor, um toque rude ou insensível de seu parceiro pode fazer você se lembrar de um tio pouco carinhoso que lhe fez algo semelhante quando você era uma garotinha, e uma antiga emoção pode ser despertada. Até o menor movimento pode ser revelador. De repente, a confusão e o receio sentidos na experiência de infância podem inundar você, trazendo sentimentos de repulsa, curiosidade, medo, culpa, atração ou dor. O passado se introduziu, feio, repleto de cicatrizes, na beleza de seu amor presente e, de repente, sem aviso, vocês dois estão em mundos separados. Totalmente separados. A comunicação parece quase impossível, e é quase como se você tivesse adquirido uma personalidade diferente. Você mal reconhece a si mesma, quanto mais a seu parceiro. Momentos antes, ele estava ali, bem na sua frente, mas agora você não consegue olhá-lo nos olhos, é como se o visse através de um longo tubo. Uma sobrecarga de sentimentos não expressados é ativada, e de repente você está a fim de brigar, culpando seu par por sua infelicidade.

Esse é um sinal imediato de que as emoções do passado se introduziram e perturbaram de forma temporária o momento presente. Embora você possa sentir-se muito mal, a verdade é que encarar tais emoções pode ser benéfico, pois, no fundo, a experiência é purificadora. Sugiro que, assim que reconheça o que está acontecendo (e isso vai ficando cada vez mais fácil), você tente acessar o real sentimento que a emoção está camuflando ou protegendo. Se estiver sentindo medo, pode descobrir que, no fundo, você se enxerga abandonada e sozinha; se sente raiva, talvez encontre uma tristeza imensa. Permita que a expressão desse antigo sentimento enterrado domine você.

Se você não consegue se voltar a ele, reconheça *de imediato*, para si e para seu parceiro, o que está lhe acontecendo, por exemplo: "Nesse momento, estou sensível, eu me sinto distante de você!". Mas não comece a fazer acusações, e nem suponha que *ele* fez algo errado. Se conversar melhora a situação, faça-o. Contudo, se a sensação de distanciamento persistir, é preferível ficar algum tempo sozinha.

O que de fato você está sentindo?

Um aspecto angustiante da emotividade é que, se uma pessoa é dominada pela emoção, não demora muito para que a segunda pessoa também fique irritada e também acuse a outra por incontáveis decepções! A situação pode ir de mal a pior. A emotividade de uma pessoa vai ressoar e vibrar com a emotividade latente na outra, e assim, sem querer, ambas se envolvem em um conflito. Suas emoções reprimidas de repente estão jorrando por todos os poros, e um culpa o outro por tudo! A comunicação pode tornar-se impossível, pois nenhum dos dois está pensando com clareza ou está consciente. Se você estiver tomado(a) por uma forte emoção, o melhor é não dizer nada, pois isso raramente funciona, e a confusão e o distanciamento com frequência aumentam. Você só deve continuar a falar caso esteja disposto(a) a *admitir* sua vulnerabilidade e a *expô-la*. Caso contrário, é muito mais respeitoso reconhecer o que está acontecendo e afastar-se fisicamente por algum tempo. Você pode sair para caminhar, e talvez uma hora apenas já seja o suficiente.

Ou você pode precisar de mais tempo, toda uma noite ou um par de dias, para lhe dar tempo de trabalhar as velhas emoções, manifestando seus sentimentos através de um bom choro, ou liberando os sentimentos de raiva e frustração ao socar uma almofada. É importante fazer algo físico quando você se encontra nesse estado emocional. Qualquer coisa funciona, como correr, dançar ou exercitar-se.

Não tenha medo de dar-se o tempo que for necessário. Durante esses momentos de solidão, talvez você comece a perceber que raramente o seu parceiro em particular tem total responsabilidade pelo que você sente, por sua sensação de isolamento, de ter sido abandonada, rejeitada, traída. Se for honesta consigo mesma, vai descobrir que você tinha esses sentimentos antes. Não é nada novo, apenas o cenário mudou; talvez você até perceba que é um padrão que surge quando você começa a ter mais intimidade.

É aquela experiência dolorosa do coração que quer abrir-se, mas a ferida de outros tempos, em que você amou e não foi igualmente amada, está lá assombrando, mantendo-a retraída. Todos nós estamos revivendo o passado em nosso presente, e o parceiro atual não é o responsável pelo que você está passando. Quando você assume total responsabilidade por suas emoções, seu amor não fica contaminado pelas infelicidades do passado. Quando a separação dura um período de tempo adequado, o reencontro pode acontecer sem palavras, no momento em que você retorna para o presente.

Se você filtrar essas emoções dos genitais através do plexo solar e enviá-las para o coração, elas poderão ser revividas como sentimentos reais e ser liberadas. A emoção, às vezes, é sentida em um nível físico, como uma densa substância estranha que rodopia e forma espirais, gerando um desconforto interior e fluindo através do sistema fascial, o qual constitui um labirinto conectivo entrelaçado por todo o corpo. A emoção se apega ao orgulho e à proteção, e é preciso ter disposição para descobrir onde está a raiz da dor. Se você tiver coragem de olhar o que há por baixo da emoção, porém, seu coração vai disparar, a respiração vai se acelerar, e você poderá tremer e transpirar enquanto penetra na realidade daquilo que sentiu tanto tempo atrás.

Então, seu coração vai falar de si mesmo, de sua fragilidade e de sua sensibilidade. O muro entre você e seu par vai desmoronar nesse exato instante. Tão de repente quanto surgiu e afastou vocês, a emoção partirá. Seus olhos podem encontrar os de seu parceiro, e a sensação de estar vivendo em uma realidade separada vai se dissolver. Dentro dessas emoções está o cerne do realinhamento com nossa essência, o amor que nós somos.

Lembre-se de que você é mais do que apenas suas emoções

Quando está dominado pelas emoções, é muito significativo perceber que você não é suas emoções, que você não se identifica por completo com a dor e a angústia delas, mesmo que possam ser um inferno. Tampouco confie em algo que você faça ou diga. A emoção gosta da vingança, e você deve evitar perder-se por esse caminho, porque ele não é você. Não faça nada impulsivo ou potencialmente perigoso. Cuidado com o que diz. Entenda o que está acontecendo, que uma nuvem de emoções (passadas) o está dominando. Você precisa ter clareza quanto ao potencial de homens e mulheres. Ao permitir que a tristeza e a dor venham à tona, elevando-se e deixando seu corpo, tente cultivar uma atitude de acolhimento desses sentimentos, compreendendo que você está tirando um peso de seu coração. Isso trará uma sensação revigorante; você vai se sentir mais vivo, mais próximo de seu par e de si mesmo.

Ao trazermos uma nova inteligência para o ato de amor, passamos a compreender as flutuações entre tempos bons e ruins. Aprender a distinguir entre emoções e sentimentos evita muitos problemas em potencial, pois nos tornamos capazes de reconhecer as emoções reprimidas que criam uma perturbação e geram irritação, animosidade e até excitação física. É fundamental compreender que as emoções criam excitação. É por isso que o sexo é tão excitante e intenso quando vocês estão brigando; o drama nos deixa excitados! Muitos casais usam o sexo como uma última tentativa de se comunicar, para aliviar a dor da separação, mas o tantra sugere que você nunca faça amor quando estiver a fim de brigar. Isso pode facilmente levar a mais emoção e, portanto, à falta de consciência durante o sexo. Espere até que as emoções tenham passado antes de fazer amor. De outro modo, será mais difícil estar consciente durante o amor, e será difícil encontrar-se no ambiente amoroso e curativo oferecido pelo presente. Uma vez que a cura é um processo, as emoções podem brotar de forma inesperada a qualquer momento, e, se não estiver alerta, você voltará à estaca zero, com a mesma história e os mesmos problemas.

Aproveite cada oportunidade para crescer

Quando os sentimentos surgem, a mente pode conspirar com eles e tentar convencê-lo a não os partilhar, evitando a vulnerabilidade. Certa vez, totalmente tomada pelo amor extático, eu queria dizer um simples e profundo "eu te amo", mas não consegui me permitir dizer essas palavras. Fui forçada a engoli-las. Era íntimo demais, era excessivo para aquele momento, ou assim minha mente me fez crer. Não era prudente revelar meu amor, minha vulnerabilidade ou minha dependência. Poucos segundos depois, senti meu corpo começar a se retrair, minha presença se desfez e a tristeza me dominou por completo. Comecei a chorar, sentindo minha energia sexual e minha sensibilidade minguarem. Encolhida e contraída, fiquei lá, arrasada pelas lembranças acumuladas, momentos passados nos quais eu não expressara meu amor. Em meio à dor terrível provocada pela forma como me reprimi, percebi quantas daquelas oportunidades perdidas teriam sido portas para uma expansão maior do corpo, do coração e do espírito. Agora, faço uso dessas dádivas preciosas, e o coração se eleva nas asas do amor.

Na jornada que leva da nossa personalidade ao nosso ser, encontraremos camadas de defesa, proteção e dor, que agem para nos manter afastados de nossa essência. Temos de encontrá-las e liberá-las à medida que, passo a passo, penetramos em nosso âmago.

Fiz um guia muito útil sobre as qualidades que distinguem as emoções dos sentimentos, embora algumas pessoas admitam encontrar-se em um estado emocional fragilizado; nesse caso, essas distinções podem não ser identificadas. Segue o guia...

- *Na emoção, você vai experimentar um afastamento; no sentimento, vai experimentar a proximidade.*
- *As emoções são uma expressão inconsciente; os sentimentos são uma expressão consciente.*
- *As emoções, em geral, têm a ver com o passado; os sentimentos são vivenciados no presente.*
- *A emoção cria culpa e projeção: "você sempre/nunca..."; o sentimento reconhece: "eu sinto/preciso...".*
- *A emoção repete e usa as mesmas palavras anos após ano; o sentimento se expressa de formas novas.*
- *A emoção tem efeitos exaustivos; os sentimentos expressados proporcionam vigor e vitalidade.*
- *As emoções representam o ego, enquanto os sentimentos representam o coração.*
- *As emoções persistem durante dias; os sentimentos expressados logo se vão.*

Pontos principais

- Os sentimentos nos expandem e nos conectam, enquanto as emoções nos contraem e nos separam.

- As emoções nos identificam com nosso passado não expressado, os sentimentos surgem conscientemente no presente.

- Expressar os sentimentos diariamente impede que se desenvolva uma sobrecarga emocional.

- Aprender a identificar a "emoção" traz uma enorme compreensão dos padrões de relacionamento. Lembre-se, não somos nossas emoções.

- Antigas emoções enterradas são reveladas durante o ato de amor por meio da consciência; acolha-as.

23

MULHERES, EMOÇÕES
E O CORAÇÃO

As mulheres são bem conhecidas por suas emoções aparentemente incontroláveis. O fato de as emoções virem à tona constantemente, mesmo quando tudo parece estar indo bem, muitas vezes, leva o homem ao desespero. Como ele pode amar e compreender uma mulher se a harmonia de repente mergulha rumo à depressão ou explode em uma discussão sem razão aparente? Os humores irracionais das mulheres, as discussões e reclamações, os questionamentos e as provocações são um pesadelo. É como se a mulher que ele tanto ama de tempos em tempos fosse possuída por um espírito.

Os motivos para essas flutuações emocionais residem no sexo. O tantra nos ensina que as qualidades emocionais que o homem acha mais perturbadoras na mulher são criadas por ele próprio, com sua insistência na excitação e no orgasmo. A mulher é mantida em seu mais baixo nível de expressão sexual e é impedida de alcançar seu verdadeiro potencial feminino. Durante séculos, ela foi usada como objeto sexual, a fonte da satisfação masculina. Isso a entristece e a enfurece. Com o passar do tempo, suas energias divinas não aproveitadas vão ficando mais e mais adormecidas e estagnadas, enquanto uma profunda insatisfação, a decepção e a falta de amor permeiam cada célula de seu corpo, gerando instabilidade emocional. O sexo convencional — quente, frenético e focado na satisfação própria — estimula tais emoções, e isso leva à excitação sexual, interferindo na capacidade receptiva da mulher.

Sexo emocional e instabilidade

A excitação deixa no corpo da mulher uma tensão residual que tem efeitos físicos e psicológicos, tornando-a explosiva e volúvel, instável, e isso explica por que, logo depois do sexo, é comum que os casais tenham sérios desentendimentos. A tensão sexual, cedo ou tarde, é descarregada, como a eletricidade estática, e surgem então dificuldades de relacionamento. De fato, a maior parte desses problemas tem sua raiz na insatisfação sexual.

O sexo emocional, como às vezes é chamado, pode ser bastante prazeroso, mas esse prazer dura apenas alguns segundos e, no fim, tem o efeito de exaurir as energias vitais. Pode criar insatisfação e uma sensação de distanciamento que faz com que você perca o interesse por seu parceiro. Bem no fundo, sabemos que um usou o outro em vez de fazer amor, e ficamos tristes por isso. É algo que se soma à nossa carga emocional, deixando-nos incapazes de partilhar o amor no presente, por conta de vivermos à sombra do passado.

Tais padrões emocionais e essa instabilidade estão tão arraigados na mulher que ela passa a acreditar que isso é o que ela é. Ela cria uma identidade com seu lado emocional. As mulheres adquirem a falsa crença de que certa quantidade de emoção dá forma e significado a sua vida. Elas creem que, se existe uma briga, então, o amor está acontecendo. Da mesma forma, e igualmente equivocado, a mulher com frequência acha que, se ocorre um período de calma e tranquilidade entre ela e seu parceiro, então, o amor deve estar desaparecendo. Muitas vezes, a mulher se concentra em alguma insatisfação recorrente para obter atenção e trazer um pouco de vitalidade de volta ao relacionamento. Ela cria um cabo de guerra apenas para ter uma sensação de movimento e de amor.

Quando as mulheres estão tomadas pela emoção, ficam mais excitáveis durante o sexo, e isso dificulta o relaxamento no amor, tanto para os homens quanto para elas. O orgasmo estará lá sempre acenando, afastando-os de sua fase espiritual. Quando a energia sexual nos permite relaxar em vez de forçar até um clímax, a emotividade da mulher aos poucos se reduz. A mulher fica satisfeita, serena e contente. Essa é a transformação do linear (energia sexual liberada) em circular (energia sexual retida), em que a mulher passa a sentir--se mais feminina, radiante e amorosa. É nesse movimento circular, a união entre sexo e coração, que reside a verdadeira fonte da energia sexual e do êxtase feminino. Infelizmente é raro as mulheres alcançarem seu potencial feminino no sexo, pois a tão fundamental polaridade feminina — o despertar da energia sexual através dos seios e do coração — não é reconhecida ou utilizada nem por ela nem por seu parceiro. Bem em seu íntimo, a mulher sabe intuitivamente que o amor e o sexo podem lhe proporcionar muita coisa. Ela intui um estado orgástico e bem-aventurado de união divina onde o amor reina, e anseia por isso. Mas permanece insatisfeita, e sua angústia acaba se traduzindo em emotividade.

Enquanto a excitação e o sexo orientado para os resultados persistem em sua vida, a mulher desenvolve uma personalidade movida pelas emoções, exigindo amor e nunca encontrando dentro de si o contentamento do amor. Essa é uma profunda tragédia, pois se perde nossa fonte natural de amor. O sexo excitado, orientado para o homem, nunca leva uma mulher ao verdadeiro êxtase orgástico, em que seu corpo pulsa com a energia do amor e ela sente a si mesma como se fosse o próprio amor. Além do mais, o próprio corpo começa a ser afetado, e a excitação sexual forma uma faixa de tensão que se acumula sobre os ovários e o útero. A maioria das mulheres sequer se dá conta, mas, após anos de sexo pesado e orgasmos forçados, a área dos ovários e do baixo ventre torna-se congestionada e tensa. Essa situação começa a prejudicar a saúde da mulher, que passa a ter frequentes infecções vaginais, irritações ou corrimentos, e pode afetar até mesmo o sistema urinário. Os seios, que não são pensados dentro do contexto da polaridade, também começam a ser afetados. Ainda, hormônios e ciclo menstrual são prejudicados; portanto, toda a personalidade da mulher é influenciada. Os efeitos dessas emoções são devastadores e podem deixar tanto a mulher quanto seu parceiro exaustos e confusos durante dias. Começa, assim, a haver uma identificação do amor com a instabilidade e os constantes altos e baixos, e com o verdadeiro turbilhão de emoções.

Afastando-se dos padrões emocionais

O tantra nos ensina muito claramente que o amor não é uma emoção. O amor é um estado de ser, uma qualidade que mora dentro de nós. Ele é fresco, e não quente; ele aceita, e não disputa; é tranquilo, e não excitado ou tenso; é feliz, e não triste. Não gera exigência e tampouco faz criar expectativa, nem produz contorcionismos no coração. O amor ilumina, transborda e se irradia de dentro de você. É uma preciosidade a mulher, por fim, começar a reconhecer que está sendo levada pelas emoções, não importando o quão decepcionada, furiosa ou ciumenta possa sentir-se em dado momento. Só então ela pode começar a distanciar-se da força das emoções arrebatadoras, que constituem um aspecto alterado de sua personalidade, e dar início à criação de uma nova realidade para si, na qual ela não é mais a vítima, e sim a vencedora. Ela pode dizer a seu parceiro que está sendo dominada pelas emoções e que naquele momento não é confiável ou não tem muita clareza. Não importa o que precise — seja um abraço carinhoso ou passar algum tempo sozinha —, ela pode assumir sua vulnerabilidade e pedir ao parceiro que a ajude. O reconhecimento da própria emotividade pode constituir um ponto de referência, a ser usado como um sinal de perigo, diante do qual ela pode alterar a situação antes de ficar presa nela. Desse modo, a mulher assume a real responsabilidade pelo amor. Ao afastar-se de forma consciente da emoção, rompendo com os padrões inconscientes provenientes do passado, a mulher pode começar a experimentar sua mais profunda natureza amorosa.

Se o homem for corajoso o suficiente para manter sua temperatura sexual em fogo brando, e não em um fogo voraz, a mulher pode florescer de fato em sua expressão sexual feminina. Quando o amor não tem pressa e pode manifestar-se através da polaridade, homens e mulheres passam a fazer amor de uma nova forma. Não é algo que simplesmente acontece, porém; é preciso ter visão, inteligência e um compromisso com o amor da parte do homem. Ele então pode ajudar sua amada a reencontrar a fonte divina do amor que ela traz dentro de si. O homem só estará plenamente satisfeito com o sexo quando puder ver a mulher, cujas energias divinas ele aglutinou, florescer e irradiar seu amor de volta para ele. Por fim, ele sentirá dentro de si a verdadeira autoridade masculina. Do mesmo modo, a mulher pode assumir a responsabilidade ao insistir para que o homem faça amor com ela, e não apenas sexo. Com tal clareza, ela evita que as emoções continuem a se acumular e chama o amor de volta à sua vida. Pode ser algo difícil, no entanto, pois as mulheres são tão carentes de amor que aceitam qualquer atenção que apareça disfarçada de amor.

Fazer amor de modo consciente

Quando fazemos amor de modo consciente, as emoções surgem e se vão em ondas. Permita que elas passem por você e sejam liberadas, não se apegue a elas. É algo que faz parte do processo interno de equilíbrio. As mulheres têm mais feridas sexuais em virtude de sua vulnerabilidade física, de modo que é natural que enfrentem emoções dolorosas com mais frequência. Mesmo depois de uma sessão de amor consciente, é comum que a mulher seja dominada por uma fúria irracional e fique tentada a descontar em seu parceiro, o mesmo homem que ela tanto amava apenas uma hora antes. A consciência trazida para dentro do corpo deve liberar tais aspectos inconscientes armazenados dentro de nós, e o faz. O silêncio infundido no corpo pela consciência desaloja tais emoções. Permita que tais emoções percorram seu corpo livremente, mas não as direcione para seu parceiro. É melhor deixá-lo fora disso; tome-as de volta para si e saboreie a intensidade delas. Vá para um aposento vazio e desconte tudo esmurrando uma almofada bem grande. Salte, dance, mexa-se! Faça toda a atividade física que puder, mas esteja consciente de seu corpo e tome cuidado para não se ferir por acidente.

Durante a cura que tem início entre o pênis e a vagina, lembre-se de que um processo de refinamento está sendo colocado em andamento à medida que a consciência penetra nos órgãos do amor. Por meio da abordagem meditativa do sexo, o homem pode unir o sexo e o coração da mulher e revelar a natureza essencialmente amorosa dela.

Pontos principais

- ❦ O homem tem grande responsabilidade pelas flutuações emocionais da mulher.

- ❦ As emoções têm sua fonte nas tensões do ato sexual convencional.

- ❦ O sexo consciente reduz a emotividade da mulher e suaviza a experiência de separação entre sexo e amor.

- ❦ Reconhecer a emoção é um passo essencial para restabelecer o equilíbrio.

- ❦ Ao amar uma mulher, o homem pode revelar um novo mundo de amor.

24
CICLOS DE VIDA
E SEXO SEGURO

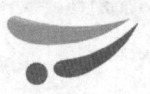

Toda a natureza está baseada em ciclos de renovação e contenção, expansão e retração, luz e escuridão, nascimento e morte.

O sexo não está separado do dramático evento do nascimento, e pode também ser associado a uma morte tranquila. O nascimento implica ciclos de reprodução e de fertilidade que têm profunda influência na vida de uma mulher. De fato, sem esses ciclos, não estaríamos aqui para celebrar a glória do amor e da vida. Na arena do amor, a reprodução e a fertilidade criam o caos. Bem quando tudo está maravilhoso e criativo no amor vem a interrupção causada pela menstruação ou pela gravidez.

Evite a gravidez indesejada

É essencial que tanto as mulheres quanto os homens tomem todos os cuidados para não criar por acidente outro ciclo de nascimento e morte. É algo que altera vidas. Temos hoje a oportunidade de controlar o nascimento por diversos meios, e todo mundo deveria informar-se corretamente quanto às alternativas disponíveis, buscando orientação profissional. O medo constante que a mulher traz dentro de si — sua capacidade de ser fecundada — cria uma tensão profunda e permanente, que torna difícil para ela um relaxamento total na experiência sexual. Muitas mulheres que passaram pela esterilização declararam ter sido uma libertação incrível, algo que fez toda a diferença. Para elas, foi um grande alívio, ainda que a maioria não tivesse percebido que carregava tamanha tensão. A experiência será a mesma se o parceiro da mulher optar por esterilizar-se e fizer uma vasectomia.

Havendo redução na frequência da ejaculação, a chance de gravidez também diminui, mas isso não significa, de modo algum, que a não ejaculação substitua os métodos contraceptivos, pois sabe-se que os líquidos seminais também contêm esperma fértil. Contudo, podemos nos perguntar se a explosão populacional de hoje não seria o resultado do vício do homem em ejacular. Os preservativos costumam ser a precaução mais simples que os casais podem adotar. Isso se aplica tanto a relações novas quanto a relacionamentos de longa data.

Sexo seguro

Quando você faz amor com um novo parceiro, os preservativos são essenciais para proporcionar um sexo seguro e evitar doenças sexualmente transmissíveis, incluindo a aids. Para garantir a proteção genital, não deve haver troca de fluidos corporais, portanto, não tenha *nenhum* contato genital sem preservativo. Confie apenas em você, e é fundamental não transferir a responsabilidade para outra pessoa, pois não valem a pena o risco e o desconforto que isso pode trazer. Seja você homem ou mulher, esteja sempre preparado para conversar com seu parceiro sobre o uso de preservativo. Leve alguns sempre com você. Convém fazer um exame de HIV para afastar todo o medo que você possa ter com relação à aids. Se uma amizade recente se transforma em um relacionamento de maior duração, ambos podem fazer o teste de HIV. A atitude óbvia para nós, hoje em dia, é começar a fazer amor com uma pessoa e, à medida que descobrir a verdadeira arte do amor, passar a apreciar o relaxamento que vem com a intimidade.

Preservativos

Contudo, o preservativo constitui um obstáculo ao fluxo natural dos eventos, pois, em vez da penetração, ocorre um encapsulamento, e o ato romântico pode terminar entre as tristes dobras de um preservativo murcho. Isso significa que os casais precisam conversar antes sobre o assunto, para evitar situações infelizes. Sobretudo quando estiverem fazendo experimentos com novas diretrizes, tal comunicação é essencial. É sempre um alívio quando o sexo é franco e os medos se dissipam, criando relaxamento e harmonia.

Portanto, diga a seu par quais são suas condições e o que funciona para você. Peça ajuda sempre que precisar e ofereça-a caso seu parceiro necessite. Se não for um momento adequado para vocês fazerem amor, talvez seja melhor esperar outra hora. Pode acontecer de o homem perder a ereção enquanto coloca o preservativo, mas não desanimem. Depois de alguns minutos, recomecem e coloquem o preservativo no pênis não ereto. Se prosseguirem com as preliminares e com o despertar sexual de um para o outro, é provável que o pênis responda erguendo-se, e assim vocês poderão prosseguir.

De modo geral, é melhor colocar o preservativo no início do ato, bem antes de ter uma ereção. É possível colocar o preservativo em um pênis mole ou ainda não totalmente ereto, e isso pode ser feito pelo homem ou pela mulher, ou por ambos! Afaste para trás o prepúcio e puxe todas as dobras de pele na direção da base do pênis. Desenrole o preservativo devagar, puxando-o até embaixo. Feito isso, seu pênis pode aos poucos ficar ereto dentro do preservativo e, quando surgir o momento certo para a penetração, você pode proceder como achar adequado!

As pessoas sempre perguntam se a borracha do preservativo prejudica a sensibilidade. Sim, sem dúvida, prejudica, pois é inegável que constitui uma camada entre o pênis e seu delicado ambiente. Contudo, a sensibilidade inerente do pênis permanece intacta, pois os homens relatam ocorrer a mesma sensação magnética miraculosa do pênis no interior da vagina, apesar da ausência do contato físico real. Esta é uma prova inegável da sutileza e da inteligência do pênis.

Lubrificantes

Os preservativos só devem ser usados com lubrificantes farmacêuticos especiais, como o gel KY, ou lubrificantes de base aquosa. Os preservativos não devem ser usados com óleos vegetais ou com vaselina, que destroem a borracha e comprometem a proteção (ainda, os preservativos podem rasgar ou desintegrar-se sem motivo aparente). Há muitos lubrificantes no mercado; escolha aquele que melhor lhe servir. Centenas de anos atrás, os taoistas chineses utilizavam óleo, e dizia-se que ele controlava a quantidade de bactérias. Um óleo vegetal puro e sem perfume ou derivado de algum tipo de fruto oleaginoso (como o óleo de amêndoas) pode ser usado, mas, lembre-se, não em conjunto com preservativos. A saliva é boa em emergências, e tem uma textura maravilhosa, mas nem sempre está limpa. A introdução de saliva na vagina pode, portanto, interferir no equilíbrio natural ácido-base e causar irritações.

Seja sensível durante a menstruação

O início da menstruação desencadeia respostas diferentes em homens e mulheres. Não há uma regra geral. O casal deve ser sensível às necessidades um do outro e decidir de acordo com sua situação. As mulheres costumam ter mais sensibilidade nesse período e podem sentir medo de ser abandonadas, enquanto os homens temem o contato com o sangue ou a sujeira. Sejam carinhosos um com o outro, apesar de tudo, e partilhem e troquem energia em abraços físicos ou fiquem deitados em silêncio e repousem juntos, conscientes. Tais momentos podem também ser marcantes.

Durante a menstruação, é recomendado que a mulher assuma uma posição por cima do homem, para ajudar o fluxo menstrual, e não o reverter, o que poderia causar alguma retenção. Não é recomendado um sexo muito vigoroso nesse período. Sabe-se que um orgasmo convencional pode aliviar as tensões das dores menstruais, mas essa é apenas uma medida temporária, pois a dor com frequência reflete tensões sexuais acumuladas. Assim, faça com que o orgasmo seja suave e relaxado, de modo a não reforçar as tensões já presentes. Quando a mulher começa a relaxar durante o ato amoroso, ela consegue aliviar a tensão e o desconforto causados durante o ciclo menstrual. Seu ânimo pode melhorar de forma geral, e ela também passa a perceber que consegue dar e receber amor com mais facilidade.

Enquanto fazemos amor, podemos notar que o interesse ou a intensidade vêm e vão. Parece haver ciclos de extrema intensidade seguidos de repente por um platô. Este é o ritmo da natureza, em que o repouso sempre se segue à atividade, e não deve ser motivo para dúvidas ou ressentimentos. Contudo, mesmo quando aparentemente não estamos a fim de fazer amor, é recomendado tentar. Juntem os corpos e vejam o que acontece. Com frequência, a mente não se encontra preparada para estar presente e relaxada, enquanto o corpo, por sua vez, em geral, está mais do que disposto. Lembre-se de que você pode parar a qualquer momento. Muitas experiências surpreendentes ocorreram quando eu parecia não estar a fim de fazer amor. Assim, muitas vezes, pode ser melhor fazer amor do que inventar desculpas.

Com frequência, a mulher se sente tensa e emotiva nos dias que precedem a menstruação. De fato, sua vida pode se transformar em um inferno, e ela pode estar cheia de dúvidas e inseguranças. Nesse estado, a mulher costuma achar que é impossível fazer amor, pois, em seu coração, está se sentindo indigna dele. Se o homem consegue encorajá-la a fazer amor de forma consciente, muitas de suas tensões e inseguranças podem se dissipar por meio da troca sexual. Tranquilidade e alegria triunfarão, e a menstruação não será o mesmo tormento. É muito importante que o homem consiga ser direto com a mulher quando ela tiver uma crise emocional no período pré-menstrual ou durante a menstruação. O homem deve evitar que as emoções também o dominem, como uma reação inconsciente, e deve lembrar carinhosamente à mulher o que está acontecendo com ela e oferecer apoio. Por exemplo, pode perguntar "Do que você está precisando agora?" ou "O que posso fazer por você?". O contato físico sempre traz a cura, porque bem no fundo a mulher sente falta de amor — o motivo que está por trás de toda a emotividade.

Faça amor, se puder, pois o amor é a melhor terapia que existe e faz milagres. Ampare a mulher durante a crise, esteja com ela e seja carinhoso, não a abandone ou faça sentir-se culpada. O homem tem grande responsabilidade por causa de seu vício em excitação sexual. Esse vício desgastou as qualidades essenciais da mulher, e ela, por sua vez, com frequência, torna-se instável e imprevisível. A tarefa do homem, hoje, é reverter esse processo. Com uma nova visão, velhas feridas podem ser curadas por meio da comunicação e da consciência, e homens e mulheres precisam ser o mais abertos possível e expressar como se sentem.

Enquanto os ciclos hormonais da mulher são bem compreendidos e discutidos, os ciclos hormonais do homem, menos conhecidos, não são abordados. Aos poucos, surgem evidências indicando que existem ciclos sutis que afetam os homens em um nível mais profundo, e eles também sentem tristeza! Não é de admirar, vendo o amor em semelhante caos. São os ciclos hormonais da parceira que exercem sobre o homem o maior impacto; sem se dar conta disso, ele reforça esse impacto. Quando a mulher está dominada por seus hormônios, e o homem é incapaz de conectar-se a ela, isso afeta profundamente a mente e o corpo dele. Por outro lado, se o homem se tornar mais consciente no sexo, sua parceira poderá responder sendo mais amorosa; ela vai estar sexualmente mais disponível para ele. Essa expressão da masculinidade dele tem uma influência fortalecedora, e, sem a ejaculação habitual, os fatores hormonais estimulados pela atividade sexual são reabsorvidos, traduzindo-se em vitalidade física e em um coração amoroso. O sexo é uma força inspiradora e energizante.

Ciclos de problemas de saúde

Embora possa parecer não haver muita relação, é importante mencionar os ciclos de problemas de saúde genital. Muitos casais que fizeram a experiência de reduzir a excitação e a tensão no sexo perceberam ter havido também uma redução nas infecções genitais recorrentes. Homens e mulheres podem sofrer de enfermidades genitais persistentes, incluindo candidíase, herpes, cistite, infecções na bexiga e irritações ou corrimentos misteriosos. Os casais notaram uma mudança perceptível no padrão de tais ocorrências depois que a consciência foi introduzida no ato amoroso. Parece que, à medida que os tecidos genitais se tornam cada vez mais polarizados, relaxados e mais saudáveis, as irritações dos órgãos sexuais diminuem. Uma amiga, que sofreu com tais problemas durante anos, disse: "Minha vagina agora está totalmente saudável. Antes, era uma luta constante contra a herpes e a candidíase. É incrível. Estou tão feliz com isso, porque era um fardo para mim, para nossa vida sexual e para a relação…".

De modo semelhante, um amigo próximo sofria de herpes. A doença o seguia como uma sombra, era uma fonte constante de angústia, e ele sentia sua masculinidade ameaçada por não poder estar sempre disponível. Quando começou a fazer amor com mais consciência e adotou uma atitude mais amorosa e respeitosa para consigo mesmo e sua mulher, ele notou que as crises de herpes diminuíram. Começou a perceber que, quando cedia ao condicionamento de toda a vida, fazendo amor sem consciência, uma crise de herpes seguia-se quase de imediato. Quando ele aprofundou o processo de permanecer presente e consciente, as crises recorrentes terminaram. Se uma crise acontecia de forma inesperada, ele sempre conseguia relacioná-la a alguma emoção não liberada, algo que ele não se permitira sentir.

Nas mulheres, infecções de bexiga são, muitas vezes, o resultado de sexo vigoroso. O atrito irrita a abertura uretral situada logo abaixo do clitóris, e isso cria um ponto de entrada para a infecção. Infecções de bexiga são comuns em casais que estiveram separados durante algum tempo e, ao reencontrarem-se, fizeram amor com entusiasmo e muita energia, não com uma sensibilidade renovada e relaxada. O atrito produz tensão em homens e mulheres e acaba irritando os tecidos genitais. A carga não tem como fluir para fora do sistema de energia, então, ela se acumula e manifesta-se como irritações ou perturbações físicas.

O relaxamento é uma constante força de cura. À medida que a delicadeza do ato amoroso aumenta e as tensões sexuais se atenuam, a energia sexual vai se rearranjando e passa a fluir por caminhos de êxtase internos. Esse rearranjo tem um impacto profundo na psique e conduz à harmonia de corpo e espírito. Somos capazes de transcender o ciclo vital biológico da reprodução e completar o ciclo gerador espiritual da energia sexual, explorando todo o nosso potencial humano. Esse é o maior de todos os ciclos vitais, no qual o sexo é usado para expandir a consciência quanto à vida, para além do corpo e para além da própria vida.

Pontos principais

- A energia e o interesse sexuais estão sujeitos a ciclos naturais.

- Experimente fazer amor mesmo quando você "não sente vontade".

- A contracepção e o sexo seguro devem ser discutidos previamente.

- A não ejaculação não é um substituto para a contracepção ou para o sexo seguro.

- Sensibilidade e comunicação amorosas são necessárias durante a menstruação.

25

SOZINHOS OU SOLTEIROS

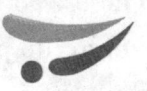

Quando nos vemos sozinhos ou estamos sem par, podemos muito bem perguntar: o que eu faço com minha energia sexual? Como posso permanecer vibrante e sensual? Como posso convidar o amor a entrar em minha vida? O tantra nos faz lembrar que cada homem e cada mulher é uma unidade completa em si. Recordando o tema da polaridade, o corpo de um homem carrega um polo positivo no pênis e um polo negativo no coração, e o corpo da mulher é negativo na vagina e positivo nos seios e no coração. Esses polos opostos formam uma haste magnética, o que significa que a energia pode circular entre ambos, positivo e negativo, e essa circulação acontece de forma independente. O prazer e o êxtase sentidos durante o orgasmo profundo acontecem dentro do próprio corpo e dependem de sua sensibilidade e de sua consciência interior. Isso explica, por exemplo, por que uma mulher pode relatar ter sentido uma experiência orgástica enquanto seu parceiro estava meio adormecido, sem se envolver. O simples fato de ter o pênis *dentro* da vagina desencadeia o movimento interno de energia. Se a pessoa está bem desperta para si mesma, isso é suficiente para levá-la a um estado de plenitude.

Se já tivemos uma única experiência orgástica em que nossa energia sexual se moveu, durante o sexo, para dentro e para cima, o tantra nos mostra que essa mesma experiência pode ser usada para aumentar a consciência. Ao recriá-la internamente, ao mover de forma intencional a consciência através do corpo, uma experiência celular vibratória pode ser evocada e revivida de novo e de novo. Por meio desse reviver consciente do estado orgástico, dessa energia orgástica que flui pelo corpo, uma grande transformação é possível. Assim, é maravilhoso perceber que você pode, de forma consciente, prolongar os efeitos positivos do ato amoroso por meio da força da imaginação.

Se você estiver longe de seu parceiro por algum tempo, pode estabelecer um horário para deitar-se e se sintonizar consigo e com sua eletricidade interior. Use a imaginação para manter o fluxo de energia através do corpo. Logo, começará a sentir uma corrente percorrendo o corpo, não muito diferente de quando está fazendo amor. Você também pode usar esse procedimento como uma forma de comunicar-se com seu par, em vez de depender do telefone, pois muitas vezes as palavras nos parecem inadequadas. Em vez disso, combinem de se deitar e relaxar exatamente na mesma hora, por exemplo, nove horas da noite. Vocês estão separados fisicamente, mas estão juntos em espírito. Quinze a vinte minutos são suficientes, mas você pode tentar fazer isso por mais tempo. Você ficará espantado(a) com os resultados revigorantes. Por meio dessa prática, você está reforçando o amor que pode ser encontrado dentro de si, o amor que é uma expressão de seu ser.

Repousando na consciência

Essa energia vital dentro de seu corpo também pode circular caso você esteja sozinho e sem um par. Ela é muito recomendada, por voltar a consciência para o interior e trazer o foco de sua atenção para si mesmo. Isso por si só proporciona um imenso sustento, e você pode se sentir mais amoroso(a) e feliz. Para usar o tantra em sua vida quando está sozinho, é necessário dispor apenas de algum tempo, todo dia, para deitar-se e repousar sem ser incomodado. A ideia é *repousar* e trazer a consciência para o corpo. Quando alcançamos essa união com as energias sutis do corpo, o tempo se dissolve e surge um contentamento interior. Sentimos a plenitude dentro de nós, e não o espaço vazio ao nosso lado na cama. Essa prática, porém, requer que permaneçamos conscientes.

A maioria de nós, quando se deita à noite ou tira um cochilo, usa esse momento como uma oportunidade para escapar das pressões da realidade e desligar-se por algum tempo. Frequentemente, depois desse descanso, ao acordar, você se sente um pouco atordoado e até mais cansado que antes, sem ter conseguido o repouso que desejava. Todos nós conhecemos, ainda, a sensação de acordar exausto de manhã, como se não tivéssemos dormido. Trazer a consciência para o corpo pode eliminar tais efeitos.

Repousar de modo consciente *(veja a figura 16)* talvez seja a coisa mais deliciosa e benéfica que as pessoas podem fazer por si mesmas, de forma rotineira e até mesmo diária. Essa prática requer um mínimo de vinte minutos. É muito simples: deite-se, feche os olhos e traga a consciência para dentro de seu corpo. Permaneça deitado(a) com a coluna, a cabeça e o pescoço formando uma linha reta. Esse alinhamento é essencial porque ajuda muito a manter sua presença. Coloque um travesseiro sob os joelhos, para que eles fiquem levemente soltos e dobrados. Isso ajuda a relaxar e permite que sua consciência se mova para além dos limites físicos do corpo.

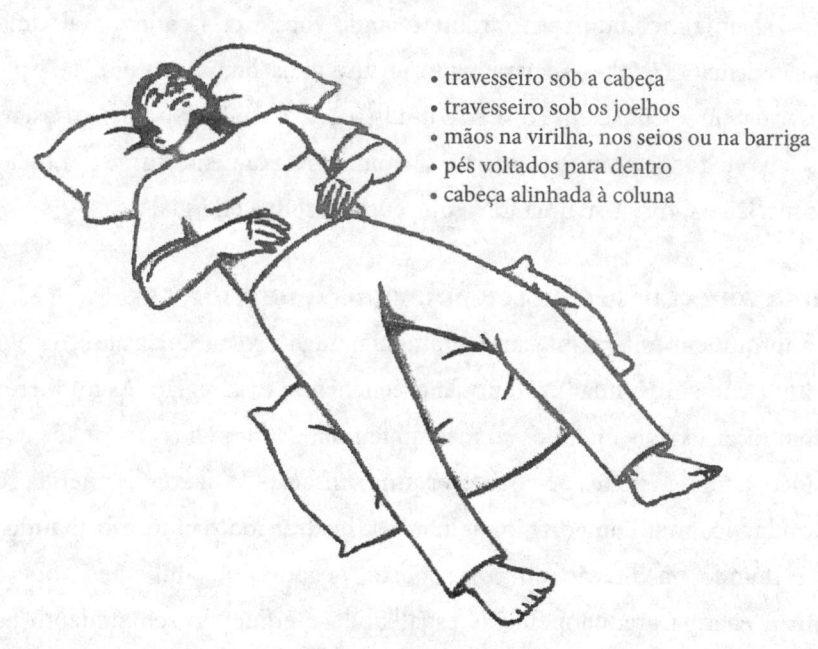

- travesseiro sob a cabeça
- travesseiro sob os joelhos
- mãos na virilha, nos seios ou na barriga
- pés voltados para dentro
- cabeça alinhada à coluna

FIGURA 16. REPOUSANDO DE MODO CONSCIENTE

Quando estiver confortável, traga sua atenção de fora para dentro, deixando para trás os pensamentos do dia. Percorra todo o corpo com sua consciência, relaxando qualquer tensão que estiver sentindo. Pode ajudar se, no início, você contrair e enrijecer o corpo, aumentando as tensões de forma exagerada. Faça isso várias vezes, contraia e solte. Sinta a metade superior do corpo e depois a metade inferior, e una-as com sua consciência na região acima do umbigo. Mergulhe aos poucos nas sensações do corpo, ao mesmo tempo voltando para dentro e para baixo seu olhar interior. Distribua sua atenção de forma homogênea por todo o corpo. Mantenha alinhados a cabeça e o pescoço. Respire de forma profunda e lenta e esteja presente. Faça isso por apenas vinte minutos. Em um dado momento, talvez você deslize para dentro de si, para um estado atemporal. Perceba como você se sente incrivelmente renovado(a) depois desse repouso! É algo quase milagroso. Se fizer isso antes de dormir à noite, e usar os primeiros vinte minutos para repousar de modo consciente, vai descobrir que seu sono será muito mais reparador. É possível até que necessite dormir menos. O repouso em si pode tornar-se uma meditação renovadora quando você está na horizontal, uma posição deliciosa. Voltar-se para o interior fica mais fácil com a prática, e repousar de modo consciente torna-se um incrível caminho para o bem-estar, pois seus efeitos são muito positivos. Quando o relaxamento surge por meio da consciência, torna-se uma força que cura e produz energia.

Como conectar-se com seu polo oposto interior

Para aprofundar esta meditação, lentamente, traga a consciência até seu polo positivo, e imagine uma luz dourada preenchendo essa região. As mulheres devem focar os dois mamilos ao mesmo tempo, e os homens devem focar o períneo, a raiz do pênis. Se você tiver uma sensação de luz ou de energia se acumulando, pode começar a imaginar essa luz transbordando, espalhando-se e fluindo na direção do polo oposto, negativo. As mulheres podem sentir a energia gradualmente se espalhando e erguendo-se, enquanto os homens talvez sintam pulsos de luz ou de energia movendo-se para cima.

Conectando-nos, assim, com nosso polo interior oposto, nossa própria haste magnética, forma-se dentro de nós um círculo de energia extática cada vez mais intenso. Pode levar tempo para chegar a isso, e se você já teve a felicidade de ter vivido uma experiência extática prévia, na qual a energia voltou-se orgasticamente para o interior, use sua consciência para despertar essa memória nas células de seu corpo. Você pode usar a respiração junto a esta meditação nos polos positivos: a mulher pode imaginar-se inspirando através da vagina e expirando através do coração, e o homem pode imaginar-se inspirando através do coração e expirando através do pênis.

As mulheres, sobretudo, devem meditar no polo positivo — os seios e mamilos. Isso ativa as energias femininas inerentes aos seios e começa a reequilibrar a polaridade. À medida que os seios em si começam a ser energizados, o centro cardíaco começa a vibrar e expandir-se, envolvendo-a com muita suavidade. Recomenda-se, porém, que a mulher traga sua consciência para os mamilos (ambos simultaneamente), e não para o chacra cardíaco em si. A ideia é abrir o coração *através* dos seios, o que acarreta um profundo impacto no sistema energético da mulher e espalha-se por todo o corpo. Quando uma mulher está sozinha, e se sente muita falta de amor, meditar nos seios pode ser algo poderoso. Essa meditação mantém desperta e vital a energia feminina, e a interiorização da consciência direciona de forma positiva a energia que a mulher gastaria ao ansiar pelo amor. Como consequência, ao fazer isso, ela começa a emanar luz e se torna atraente. Muitas mulheres passaram pela experiência de ser encontradas pelo amor no momento em que desistiram de procurar por ele. Quando aceitaram sua situação, passando a amar a si próprias, o amor bateu à porta, entrou e ficou.

Isso nos indica, a todos, homens e mulheres, que amar a si mesmo é essencial. Não podemos pedir que outra pessoa nos ame sem primeiro amarmos a nós mesmos, sem estarmos dispostos a dar amor, o que também significa termos em nós amor suficiente para partilhar. Quando você traz consciência para o seu corpo, cria-se uma sensação de amorosidade e de ternura por si mesmo; você se sente mais presente e tranquilo(a). Qualquer coisa de que você goste em termos de atividade física, como massagem ou dança, por exemplo, é muito saudável quando feito com regularidade, e ajuda muito a aumentar a sensibilidade e a consciência do corpo.

Esteja receptivo à crescente consciência em seu corpo

Para favorecer a expansão da consciência no corpo, use as chaves do amor. Muitas delas podem ser usadas fora do sexo com bons resultados, como por exemplo desacelerar enquanto comemos, relaxar enquanto escovamos os dentes, caminhar devagar. Quando estamos sozinhos, vale a pena lembrar de relaxar o assoalho pélvico, respirar, permitir que a visão se volte para o interior e para o exterior ao mesmo tempo. Se usarmos a consciência, muitas das chaves do amor poderão ser incorporadas à vida, e o relaxamento trará uma mudança qualitativa a seu cotidiano. Talvez você descubra que é capaz de fazer mais com menos esforço. Enquanto lava os pratos, por exemplo, tente distribuir o peso por igual nas duas pernas, com os joelhos um pouco curvados. Isso cria de imediato uma firme presença física, e a água morna com sabão passa a proporcionar uma sensação prazerosa inesperada. A tarefa pode, de repente, se tornar muito mais fácil quando o corpo se alinha com a força da gravidade.

Quando ficamos em pé com todo o peso do corpo em uma das pernas, com a junta do joelho travada e fora de alinhamento, sentimo-nos contrariados e pesados, enquanto o tempo parece se arrastar. Por isso, quando estiver batendo papo em uma festa, ou esperando na fila do aeroporto, do cinema ou do banco, pratique sempre o "apoiar-se por igual nos dois pés", deixando os joelhos flexionados e mantendo o peso do corpo repousado na pelve, nas pernas e nos pés. Talvez, assim, perceba que, de repente, você se tornou mais atento, presente e receptivo. Sua impaciência e sua insatisfação vão se dissipar quando você começar a atentar aos pequenos detalhes curiosos que ocorrem praticamente o tempo todo. Esteja presente em seu ambiente, absorva os arredores, observe tudo o que há em volta, mas sem perder a consciência de si mesmo. É como se você percebesse o exterior por meio do interior. Isso amplifica sua sensibilidade enquanto você está alojado dentro de si mesmo, como se estivesse em casa.

Ao colocarmos em prática a circulação interna de nossa energia vital, é possível que ocorra também um aumento da energia sexual, ou da energia vital. Aprecie a sensação de vitalidade em seu corpo. Não tenha medo de ter sensações sexuais, este é o sumo da vida, e não ache que tem de fazer algo com essa energia para liberá-la. Guarde-a e concentre-a dentro de si, e espere a chegada do amor em sua vida. Não o busque nem crie expectativas, mas convide-o. Olhe com atenção, e encontrará amor nas menores coisas.

Talvez surja uma necessidade, uma ânsia premente pelo prazer solitário, ou pela masturbação, e isso ocorre porque nossa energia sexual está o tempo todo buscando expressar-se. Essa ânsia pode também indicar a presença de um certo nível de tensão sexual ou excitação. Contudo, é importante se lembrar de que a masturbação é um terreno fértil para a fantasia, tem pouco a ver com a coisa real, e pode ser um obstáculo para a consciência. Durante o ato de amor, a atenção está voltada para o relaxamento, e este deve ser também o foco do prazer solitário. Use as chaves do amor para guiá-lo. Se você se tocar e se acariciar, evite acumular tensão sexual ou urgência. Em vez disso, toque-se sem pressa, incluindo nádegas, pernas e pés. Reabsorva lentamente cada toque. Toque e ao mesmo tempo esteja consciente do toque — isso vai intensificar sua presença e sua experiência. Respire de forma profunda e contínua, espalhe a energia pelo corpo, saboreie e celebre sua sensualidade. Se a necessidade de um orgasmo persistir, então, prolongue o toque em si mesmo. Não tenha pressa de chegar ao final. Quando você tiver um orgasmo ou ejacular, esteja consciente do que está acontecendo no momento em que acontece, e relaxe dentro dessa experiência. Se puder, coloque uma das mãos sobre o coração. Evite usar imagens sexuais, mas, se for necessário, a sugestão é que o homem imagine apenas a vagina, e a mulher imagine o pênis. Com isso, mantém-se a ênfase onde o amor de fato ocorre, entre o pênis e a vagina, e não na imaginação sexual, que é excitante e provocante.

Alguns homens têm relatado, com grande surpresa, que, depois de algum tempo fazendo amor de forma consciente, o interesse pela masturbação diminuiu. Depois de terem vivenciado o pênis como um gerador de energia, e a energia sexual como uma força radiante, a masturbação deixou de ter valor intrínseco.

Começando um novo relacionamento de modo consciente

Caso encontre alguém com quem deseje fazer amor, explique que está interessado(a) em tentar algo diferente. Pode parecer uma atitude um tanto ousada, mas é bom não deixar para depois. Se você tiver possibilidade de começar sua vida sexual já com um elemento de consciência, há uma probabilidade muito maior de a relação se transformar em amor. É muito importante, também, que as mulheres comecem a escolher de forma consciente e parem de fazer concessões aos homens, porque quem acaba pagando por isso são elas mesmas. A mente vai continuar tentando, de todo modo, convencer você a fazer tudo do mesmo jeito de sempre por algum tempo e deixar para falar do assunto só mais tarde. No entanto, as reações emocionais geradas pelo sexo inconsciente com frequência são tão rápidas, imprevisíveis e avassaladoras que, muitas vezes, quando vamos ver, já nos separamos! O amor não tem sequer a chance de criar raízes, que dirá florescer, pois a energia sexual é mal compreendida, e isso gera consequências.

Não tenha receio de falar sobre sexo, pois bem lá no fundo todo mundo é vulnerável. Todos nós ficamos confusos com relação a isso. Em geral, é um alívio falar sobre nossos sentimentos e sermos abertos com relação ao sexo. Partilhe aquilo que você chegou a compreender e faça sugestões sobre como seguir por um novo caminho. Converse sobre as chaves do amor e veja o que vocês podem usar de imediato. Comece com uma abordagem lenta e leve o tempo que for necessário, evitando a excitação ou o foco no orgasmo. Com base na minha experiência, a resposta ao relaxamento é extraordinária.

Um amigo meu que gostava de trocar de parceiras costumava explicar a cada nova mulher de que modo gostaria de fazer amor: bem devagar, fazendo contato visual e sem excitação ou orgasmo. Ele me disse que o resultado era incrível! Todas as vezes, a parceira sentia uma imensa abertura em seu corpo e no coração, apaixonando-se de imediato por meu amigo. O amor gerado por um pênis consciente é instantâneo, e a mulher apresenta uma sensibilidade excepcional a esse imenso poder. É tão raro que ela o experimente em estado consciente que, quando isso acontece, ela percebe e o deseja mais! Ela se sente compreendida e satisfeita pela primeira vez, e a primeira penetração pode ser suficiente. Do mesmo modo, uma vez que um homem experimenta sua própria energia sexual como uma força motriz divina, nada mais o satisfaz de fato.

Às vezes, em um casal, os parceiros sentem a necessidade de ficar a sós por algum tempo, ou de "ter um pouco de espaço" — quando a troca com o outro é sentida como uma exigência, como uma carência ou como algo cansativo. Quando o foco do ato amoroso é dirigido para o interior, afastando-se do orgasmo habitual, os casais sentem que esse desequilíbrio dá lugar a um contentamento com momentos de silêncio e calma para ambos, em que cada um está mais centrado e presente, como se estivessem a sós juntos.

Pontos principais

- 🌿 Podemos fazer circular a energia vital pelo corpo quando estamos sozinhos.

- 🌿 Repousar de modo consciente é profundamente relaxante e gratificante.

- 🌿 Energize os polos positivos com a consciência.

- 🌿 A maior parte das chaves do amor pode ser usada na vida diária, gerando ótimos resultados.

- 🌿 Quando conhecer alguém novo, comece a experimentar de imediato.

26

O TEMPLO DO AMOR

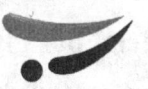

A atmosfera de um quarto, seu cheiro e seu sabor podem trazer lembranças do ato sagrado de amor. Pode haver em seu quarto uma atmosfera que evoque o amor e inspire reverência, que pode fazer você se lembrar de que está ali por estar amando, por causa do amor e para amar. Se você prepara seu quarto para o amor, mantendo a cama como ponto principal, logo começa a sentir uma onda de reverência e de sensualidade o invadir ao entrar nele. Se você marcou um encontro para fazer amor, purifique e limpe o quarto algumas horas antes, conferindo-lhe seu toque amoroso. Então, seu quarto será como um templo e terá o clima perfeito para a celebração do amor.

Se você tem o privilégio de ter um quarto extra, transforme-o em seu templo do amor, reservando-o para essas ocasiões especiais. Retire o máximo possível de móveis, quadros, fotografias e recordações do passado. A ideia é criar um espaço tranquilo, que convide para o momento presente e ajude a permanecer nele. Caso não tenha um quarto a mais, retire de seu quarto tudo o que for desnecessário. Crie a sensação de espaço vazio. Decorações e fotos de família juntam poeira e, depois de algum tempo, tornam-se invisíveis, conferindo ao quarto uma sensação abarrotada, abafada, caótica. Ter menos coisas no quarto faz com que ele pareça maior, dando a você uma sensação de expansão. Um casal italiano com 25 anos de casado fez meu curso. Quando voltaram para casa, eles perceberam que *precisavam* mudar a disposição dos móveis na casa para que um novo ambiente pudesse dar suporte a sua nova dedicação ao amor. Ao remover o excesso de coisas e as lembranças de família, eles reconquistaram a capacidade de se enxergar de um novo modo.

Crie uma atmosfera especial para fazer amor

A iluminação faz toda a diferença em um quarto; é ótimo ter muitas opções. Tente usar quatro ou cinco diferentes fontes de luz, com cores diferentes, que criem um efeito suave e cálido e ao mesmo tempo proporcionem luminosidade suficiente para que você possa ver os olhos de seu parceiro. Embora, às vezes, seja maravilhoso fazer amor na intimidade da escuridão, a princípio, é mais fácil manter a presença quando vocês podem ver bem um ao outro. A chama tremeluzente de uma vela sempre traz uma qualidade especial ao ambiente, mesmo que haja outras fontes de luz. Se você usar apenas velas, o que também é muito agradável, use-as em grande quantidade, de modo a preencher o aposento com chamas bruxuleantes.

Música suave cria uma atmosfera tranquila e aquece o coração antes e durante o ato de amor. É nesse momento que uma boa *playlist* se mostra muito útil; coloque algo que seja do agrado de vocês dois e deixe tocar até terminarem de fazer amor. Por sua vez, fazer amor em silêncio tem seus méritos. Percebi que a música também pode constituir uma distração, na qual você pode se perder. Assim, embora possa parecer embaraçoso no início, se não houver sons para dar suporte e inspiração, também é bom fazer amor em silêncio; desse modo, a consciência é literalmente forçada a permanecer no corpo.

É ótimo ter uma cama grande ou um colchão enorme no chão — e quanto maior, melhor, para que vocês possam rolar de um lado para outro e divertir-se sem receio. Camas baixas e amplas são perfeitas para posições em desnível, pois proporcionam a sensação selvagem de estar deitado metade na cama, metade fora dela. Ter espaço de sobra na cama permite que vocês se movam juntos nas posições de rotação que ampliam a comunhão genital e a profundidade da penetração. Um colchão firme é uma boa ideia, pois fornece uma base sólida para os corpos. Se o colchão é macio demais e afunda no meio, fica difícil encontrar diferentes posições e mantê-las.

Vocês dois precisam ter um bom apoio e ficar confortáveis; portanto, faça com que sua cama seja um convite constante ao qual você não pode resistir. Lençóis com estampas, coloridos e com uma qualidade maravilhosa podem transformar o ato de amor na cama numa experiência fascinante e sensual. Tenha também muitos travesseiros que, mais tarde, possam ser usados para dar apoio a diferentes partes do corpo enquanto vocês fazem amor. Por exemplo, quando a mulher está deitada de costas, pode colocar um travesseiro sob os quadris para erguer a pelve e permitir uma penetração mais profunda. Se estiverem fazendo amor sentados, a mulher no colo do parceiro, envolvendo com as pernas a pelve dele (posição *yab yum*), um travesseiro sob as nádegas dela pode deixar a posição mais confortável e tornar mais penetrante o contato genital. Da mesma forma, pernas, joelhos, cabeça e pescoço, às vezes, necessitam de um apoio adicional.

Plantas e flores proporcionam um toque de cor e beleza ao ambiente. Se vocês estiverem planejando uma noite especial, talvez um aniversário ou outra comemoração, encha o quarto com flores coloridas em abundância, em especial, rosas, que tocam o coração. O perfume ajuda a permanecer em seus sentidos e, ao mesmo tempo, faz você lembrar-se de respirar mais profundamente. O aroma também pode dar a sensação de que o quarto está envolvendo seu corpo; por isso, incensos, velas perfumadas e difusores aromáticos podem dar um toque especial ao ambiente. Sempre sinto que estou sendo abraçada pelo ambiente quando o ar está tomado pelo incenso. Com o tempo, uma fragrância em particular acaba ficando associada ao amor, então, assim que entrar no local, você vai sentir uma abertura interior, uma disposição maravilhosa para o amor.

Sempre gostei de espelhos no quarto, para refletir e ampliar o ambiente. Não há nada de errado em desfrutar do reflexo dos corpos de vocês dois ao relaxarem juntos, pois é uma cena muito bela, mas esteja ciente de que os espelhos podem estimular sua imaginação sexual. Eles podem ter melhor uso se trouxerem o exterior para dentro do quarto. Ao posicionar um espelho de frente para uma janela que tenha uma bonita vista, você pode ter essa vista em dobro, ou até mais. Uma vez, consegui usar o posicionamento dos espelhos para refletir a ilusão de 88 chamas com apenas 11 velas. Em vez de usar um espelho inteiro, que é pesado e difícil de manusear, use tiras de espelho que tenham entre cinco e quinze centímetros de largura, separadas por intervalos da largura de um lápis. Eles proporcionam o glorioso efeito de fragmentação do reflexo, amplificando-o e abrindo um novo mundo visual dentro de seu quarto. Faça o que lhe agradar, o que lhe parecer mágico e sensual, de modo que, quando entrar em seu quarto, as velas bruxuleantes e a música suave lhe recordem um templo: sereno, tranquilo, perfumado e repleto de flores.

Enquanto prepara o ambiente, prepare também o corpo para fazer amor de modo consciente, o que requer que você se recolha a seus sentidos. Deixe de lado as atividades e as preocupações do dia. Uma ducha quente ou um banho de imersão relaxante é a melhor coisa a se fazer antes do amor, finalizando com um rápido e revigorante banho frio, se você tiver disposição. A água é maravilhosa porque limpa a energia estagnada e acumulada, e você sai renovado, com sua energia limpa e mais presente em corpo e espírito. Um certo movimento pode ser útil, como a respiração ou uma meditação silenciosa, que ajudam a trazer a consciência para o corpo.

Uma bela forma de começar e terminar o ato de amor é com um *namastê*. Esse é o clássico gesto com as mãos feito na Índia, juntando-as em posição de prece diante do coração. Ele é acompanhado de uma leve saudação com a cabeça. Tradicionalmente, o significado do gesto é "Eu saúdo o Buda que existe em você!". Ele também é conhecido como o *mudra* do coração, e ativa o centro cardíaco. Antes de começarem a fazer amor, sentem-se de frente um para o outro, com os olhares se encontrando, e façam uma saudação. Saúdem a si mesmos e um ao outro, curvando a cabeça em reconhecimento das bênçãos que fluem a partir da presença. Isso traz consciência àquilo que estão a ponto de iniciar. Com frequência, depois de uma união sexual extraordinária, você vai se ver espontaneamente juntando as mãos neste *mudra* do coração, em gratidão a seu par pela experiência profunda. É quase uma resposta instintiva. Complete de forma graciosa o ato amoroso com uma reverência, ao sentir a alegria e a paz que surgem quando o amor foi feito de verdade, uma paz que ultrapassa qualquer entendimento.

Há pessoas que gostam de rituais, que para elas ajudam a criar uma atmosfera nova, diferente, para fazer amor. Executar um ritual é como abrir uma porta que conduz a uma sequência específica de procedimentos, visando ajudá-lo a estabelecer-se no momento presente, por meio do corpo e dos sentidos. Rituais e práticas podem não funcionar para todo mundo, mas para algumas pessoas podem ser muito eficazes e estabelecer um campo energético que dá suporte à presença delas; assim, talvez você queira criar um método pessoal de preparar-se para o amor. Na medida em que executar essa sequência diversas vezes, o efeito do ritual ou da prática logo se fará sentir em seu corpo, preparando-o para uma jornada interior.

Por fim, deixe que sua preciosa presença traga encanto ao ambiente em que você estiver. Deixe que seu corpo sirva como uma lembrança constante da consciência que pode ser trazida ao amor e ao sexo. O corpo é o melhor e mais belo templo da face da Terra, e encontrar Deus dentro de si, através do sexo, é a grande dádiva da vida.

Pontos principais

- ❧ Um ambiente belo e perfumado invoca os sentidos e dá inspiração.
- ❧ Crie para si uma cama dos sonhos, que seja um convite constante ao amor.
- ❧ Use iluminação, velas, música, flores e perfume para criar uma atmosfera.
- ❧ O corpo é o maior dos templos quando está radiante com a presença.

Esta meditação pode ser utilizada como uma preparação para o ato do amor ou para aproximar os amantes quando há uma sensação de distanciamento.

RESPIRAÇÃO DO CÍRCULO DE LUZ — MEDITAÇÃO DA LUZ

A meditação da luz é uma das mais antigas meditações tântricas. No momento em que você medita com a luz, algo dentro de você que permanecia como um botão de flor começa a desabrochar. Esta meditação cria um espaço para essa abertura.

❦ Prepare seu quarto como um templo, com flores, música e incenso.

❦ Espalhe velas pelo quarto, criando iluminação suficiente para ver os olhos de seu par.

❦ No centro do quarto, sobre o piso, coloque um colchão com duas almofadas, uma em cada extremidade, de modo que vocês possam se sentar de frente um para o outro.

❦ Coloque uma vela entre as duas almofadas.

❦ Deixe espaço suficiente entre as almofadas para que possam sentar-se de forma confortável com a vela entre vocês.

❦ Escolha músicas (com cerca de 45 minutos de duração) que abram e expandam sua energia.

❦ Coloque duas almofadas ou cadeiras em lados opostos do quarto, bem afastadas da área central.

❦ Prepare o quarto com antecedência e deixe-o vazio por meia hora, com a música rolando durante esse tempo.

❦ Tome um banho e, então, encontre-se com seu par, em silêncio, na porta do templo, usando roupas confortáveis, amplas, que mais tarde vocês podem tirar se quiserem.

❦ Ponha para tocar as músicas escolhidas ou deixe prosseguir a que tocava quando entraram.

❦ Caminhem lentamente até as almofadas ou as cadeiras colocadas nos lados opostos do quarto e sentem-se, mantendo-se em postura de meditação por dez a quinze minutos.

❦ Fechem os olhos e permitam que uma sensação de tranquilidade surja dentro de vocês. Deixe de lado seu par e traga a atenção para si.

❦ Deslize sua consciência pela coluna abaixo até chegar ao seu ventre, em espiral.

- Ao inspirar, leve a respiração até um ponto situado a cerca de cinco centímetros abaixo do umbigo.

- Expire depois de contar até três.

- Inspire ao contar até três.

- Mantenha a consciência em seu abdome.

- Respire por alguns minutos desse modo.

- Quando tiver a sensação de estar "chegando" a seu corpo, permita que os olhos se abram.

- Permita à visão ser suave, voltada para o interior, como se o templo estivesse olhando dentro de você. Levante-se devagar, sentindo as pernas e os pés como raízes no chão.

- Leve uma intensa consciência ao pênis (homem) e aos seios (mulher), de modo a despertar a energia interior.

- Caminhe devagar em direção ao local de veneração.

- Quanto mais lentamente caminhar, melhor; sinta a si mesmo mais como energia do que como corpo.

- Sentem-se de frente um para o outro sobre o colchão, olhando para a chama da vela que está entre vocês.

- Ao inspirar, imagine estar inspirando a luz.

- A mulher está inspirando através da vagina e expirando através do coração.

- O homem está expirando através do pênis e inspirando através do coração.

- Permita que a luz circule pelo seu corpo, respirando em sincronia, como se a respiração estivesse falando com seu par.

- Quando sentir-se repleto(a) de luz, erga os olhos até os olhos de seu par e troque energia através do olhar.

- Depois de alguns instantes, o homem remove a vela que está entre vocês, e a mulher vai até ele para sentar-se na posição *yab yum*.

- Continuem a respirar em sincronia, a mulher inspirando através da vagina e expirando através do coração, o homem inspirando através do coração e expirando através do pênis, fazendo circular a luz.

- Continuem a respirar e a fazer circular a luz até que a música termine. No devido momento, separem-se lentamente e saúdem um ao outro, agradecendo com um *namastê* (reverência).

- Deitem-se juntos e relaxem, ou façam amor.

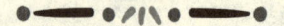

O sexo é uma das atividades presenteadas pela natureza e por Deus nas quais você é lançado de novo e de novo no momento presente. Normalmente, você nunca está no presente — exceto quando está fazendo amor, e mesmo então apenas por alguns segundos. O tantra diz que devemos compreender o sexo, decodificar o sexo. Se o sexo é tão vital que a vida provém dele, então, deve existir nele algo a mais. Esse algo a mais é a chave para a divindade, para Deus.

Osho, *The Tantra Vision*

POSFÁCIO

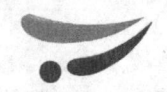

Quando, a princípio, senti a necessidade de escrever um livro, prometi a mim mesma que seria curto. O que senti no início, e cada vez mais, desde então, é que os aspectos básicos do sexo são simples e elementares, mesmo quando suas implicações são vastas e complexas. A maioria das coisas que eu havia lido sobre sexo não me pareceu simples, de forma alguma. Eu tinha a impressão de que, para aprender, eu teria de fazer um grande esforço. A verdade que descobri foi que, fazendo menos, eu obtinha mais. O sexo é incrivelmente simples, pois os corpos do homem e da mulher são construídos, de forma bela e engenhosa, para se conectarem; um desliza para dentro do outro com o poder de gerar um êxtase biológico divino, elevando-nos de forma natural à dimensão do amor e da meditação, algo essencial para a regeneração do espírito. Precisamos do sexo da mesma forma que precisamos de ar e de água. Na ausência dessa energia vital fluindo dentro de nós, sentimo-nos como uma casca vazia, arrastando o corpo enrijecido, com o espírito cansado e o coração desolado. O sexo é nosso vínculo com o divino, nossa chave para a alquimia da energia e para os mistérios da vida.

Nosso privilégio por sermos humanos é gerar de forma consciente essa energia extática, e é essa consciência que nos distingue do reino animal. Ainda que possamos aprender muito ao observar os jogos amorosos dos animais, estes carecem de uma "consciência" de si mesmos, pois se mantêm presentes no esplendor do momento apenas por instinto. Talvez isso nos tenha levado a subestimar o sexo como se fosse uma função animal meramente instintiva, desprovida de espírito. E, no entanto, nós encarnamos ambas as coisas. Nosso instinto animal é satisfeito por meio da procriação, a metade descendente do círculo de energia sexual, e, com a inversão dessa energia, a fase espiritual ascendente surge e é gerada uma energia sexual extática.

O condicionamento desvalorizou o sexo, e com isso nos foi negada sua porção espiritual extática. Numa visão superficial, o sexo é considerado uma necessidade física ou emocional, e, assim, fingimos desinteresse por ele, enquanto nossos corações estão confusos, e temos medo de colocar isso às claras. Ignoramos o sexo enquanto outras obsessões e compulsões surgem como compensação, mas ainda somos movidos pelas forças inconscientes do sexo. De tempos em tempos, sentimos necessidade de "fazer", e então isso acontece às escondidas e no escuro. Um propósito imediato é cumprido, a necessidade é satisfeita, mas o ato não consegue ser uma verdadeira experiência sexual do amor.

Diversos homens me contaram que, quando eram jovens e estavam iniciando a vida sexual, sentiam um impulso de permanecer dentro da vagina sem fazer esforço algum. Era o que de fato queriam fazer. E então, mais tarde, muito decepcionados, eles assistiram a filmes, ouviram fofocas, viram revistas e obrigaram-se a fazer um esforço concentrado no sexo, afastando-se de sua natureza bem-aventurada. Pelo que observei, quanto mais jovem a pessoa é, mais fácil é para ela afastar-se ou desviar-se das influências do condicionamento sexual e conectar-se com a própria inocência. À medida que os anos passam, porém, a carapaça de condicionamento que nos envolve se enrijece, os medos crescem, as tensões dominam o corpo, a resignação se instala, nós nos apegamos a nossos comportamentos e a complacência nos mantém presos a muitos padrões inconscientes. O lado bom é que todos esses equívocos sexuais podem ser dissipados por meio da consciência; nada mais é necessário, e funciona. E, quanto mais cedo pudermos começar, melhor. Há pouquíssimas pessoas resilientes que são o que poderíamos chamar de "naturalmente tântricas" e que têm a grande sorte de manter durante toda a vida essa dádiva divina que é a inocência sexual; há pessoas, ainda, que precisam de uma única experiência tântrica profunda para mudar a própria vida por completo. Para muita gente, porém, encontrar o caminho de volta à simplicidade sexual pode ser um lento processo, uma mudança gradual da escuridão para a luz, percorrendo todo o delicioso trajeto entre um e outro.

Foi só *fazendo* o ato amoroso que consegui me livrar dos equívocos a respeito dele. Não foi falar sobre ele ou pensar nele que fez a diferença, foi *fazê-lo*. Falar sobre como você quer fazer amor é completamente diferente de colocar tudo em prática enquanto o faz. Assim que os corpos se unem, esses padrões inconscientes começam a atuar, e talvez venhamos a perceber que não é tão fácil assim manter os ideais com base nos quais começamos. No início, as forças inconscientes que existem no corpo são muito mais fortes e persistentes do que nossa presença e nossa consciência. Estamos onde estamos. Há um processo no qual trazemos a consciência para a experiência sexual de forma lenta e segura, aprendendo a relacionar-nos por meio do sexo no momento presente. A ânsia de gozar surgia para mim pouco depois, ou mesmo antes, de ser penetrada. Meu corpo e minha psique estavam tão acostumados a responder a essa ânsia, que levei muito tempo para ajustar a mente e libertar-me das reações físicas que me puxavam automaticamente de volta para o mesmo caminho. Quando me libertei de meu interesse pelo orgasmo, aos poucos, meu corpo foi capaz de responder com naturalidade a cada momento, de descobrir que cada experiência era única.

Para que as mudanças no foco da consciência alterem qualitativamente sua experiência amorosa é necessário que você faça amor com a mesma pessoa de novo e de novo. É uma sintonia gradual entre dois instrumentos divinos que aos poucos resulta em uma harmonia refinada entre ambos. À medida que o tempo passa, o refinamento se expande; os polos magnéticos alinham-se e fundem-se extaticamente um ao outro.

Esse processo, com certeza, exige um compromisso da parte do casal, e não acontece por acidente, a menos que você tenha sorte. É como se um interruptor tivesse de ser ligado, e, embora seja algo muito simples, nós nos esquecemos como fazê-lo, por isso precisamos praticar. Antes de tudo, esse compromisso deve ser feito agora, desta vez, e não da próxima. Quando comecei a fazer os experimentos, tudo começou em um momento no qual eu vivia um dia de cada vez, de modo que nunca tive escolha a não ser o *agora*, o instante presente, para fazer amor. Isso me forçava a estar no presente, havia um sentido de urgência, nenhuma oportunidade que pudesse ser perdida, e posso dizer que isso fortaleceu minha consciência. Eu precisava fazer amor da forma mais bonita e consciente possível *agora*, e não amanhã. O amanhã nunca chega. Disposição, flexibilidade, estar preparado para brincar e um lado bem-humorado são requisitos para começar tudo de novo. Esteja disposto a vivenciar a si mesmo de forma totalmente nova. Deixar que isso aconteça dentro de nós, ensinar a nós mesmos como casal, significa ter a coragem de experimentar e de partilhar experiências durante o ato amoroso, e também de falar sobre elas depois. Talvez até mesmo com descrições detalhadas. Qualquer nível de intimidade atingido com seu par vai expressar-se como um aumento da sensibilidade e do prazer durante o amor.

Lembre-se de prestar atenção no que lhe acontece depois do amor — como se sente em seu corpo, seu estado emocional, o quão próximo você se sente de seu par. As respostas a essas questões internas vão começar a dar informações e orientações sobre a essência do ato amoroso e sobre a forma de manter o amor e a harmonia em sua vida. Pode parecer que, pela primeira vez, você tem um vislumbre do que significa amar. O verdadeiro aprendizado vem com a experiência. Uma vez, você pode se sentir "no céu"; na próxima, irritado e infeliz. Por quê? O que aconteceu durante o ato de amor que desagradou você? O que você fez e de que modo? Orientando-se por questões assim, aos poucos, você vai começar a trazer mais consciência para o sexo. Prestar atenção nas consequências de nossa interação sexual é um jeito de trazer luz à escuridão. Ao sermos capazes de perceber o resultado de nossos aspectos inconscientes no sexo, somos estimulados a transformá-lo *agora* com nossa consciência. Usando a inteligência, aos poucos, lançamos luz sobre algo antes rodeado de mistério.

Alcançamos essa transformação por meio da transição, desenvolvendo uma expressão sexual ímpar ao encontrarmos nosso caminho e criando uma base experimental. Ela não é obtida substituindo-se uma abordagem por outra, por ideais elevados, impaciência ou tensão. Há o perigo de arruinar o prazer infantil, puro, ingênuo, bem como a sensualidade da descoberta por meio da experiência corporal, por conta da rigidez de limitações cujo intuito é ocultar a ignorância. A incerteza é real e contém as sementes do crescimento. Usando as chaves do amor para se orientar, você será conduzido(a) a uma experiência amorosa mais simples, prazerosa e afetuosa. São sugestões práticas que permitem que você permeie seu corpo de modo consciente com a experiência do presente, por meio da qual o sexo se revela uma experiência renovada e inspiradora.

Percebi que há entre os casais um equívoco comum na forma como encaram suas explorações sexuais, que é fazer distinção entre a abordagem convencional do sexo e a abordagem tântrica. A princípio, a diferença superficial entre ambas é que a primeira tem seu foco no movimento e no orgasmo, enquanto a segunda adota a calma e a imobilidade. O casal conclui, então, que tudo se resume a *isso*. Juntos, podemos decidir, antes de fazer amor, como o faremos. "Hoje, vamos ficar imóveis e em silêncio, de acordo com o tantra, ou vamos fazer da forma tradicional, com movimento e excitação?" Ainda que o valor de alguns minutos de calma e silêncio não possa ser menosprezado, com o tempo, essa abordagem cria uma divisão e uma falta de integração entre o corpo e a psique de cada pessoa. Reforça nossa dualidade, com um lado suave e outro lado rígido. Em um nível energético, ainda, confunde os polos e prejudica o desenvolvimento de suas propriedades magnéticas. Por um lado, exige-se dos genitais que sejam sensíveis e receptivos e, por outro, que sejam rígidos e vorazes. Essa dualidade em si representa uma tensão, e as verdadeiras raízes da consciência não podem ser plantadas porque um passo adiante significa dois passos para trás. Isso dá lugar a uma questão, de que forma fazer amor — desta ou daquela maneira? —, em vez de permitir à inteligência corporal emergir por meio do processo consciente de tentativa e erro.

O tantra não quer de você uma escolha, ele quer você em sua totalidade. Ele quer seu movimento, sua excitação, seus orgasmos, sua imobilidade, seu foco interior — tudo junto, de modo consciente. Ele oferece uma reeducação sexual completa, a qual transforma de modo permanente sua energia sexual. Isso ocorre com o casal e também no âmbito individual. A maior sensibilidade, surgida por meio da consciência individual, permanece como um crescimento pessoal. Mesmo que o casal se separe, cada um dos indivíduos já se beneficiou imensamente com o processo em comum. A consciência infundida no pênis e na vagina permanece, ainda que o relacionamento ou o caso de amor completem seu ciclo. Consciência é consciência, não depende de circunstâncias externas. Seu próximo par sentirá de imediato sua presença. Passa a não existir outro modo de fazer amor que não seja de modo consciente, pois o amor tudo contém, e é muito mais gratificante. O movimento, na meditação, torna-se uma deliciosa realidade. Por meio da união do sexo e do espírito, a integração ocorre em um nível basal. Mas esta não é uma transformação que ocorre por meio da separação ou da decisão sobre o tipo de amor a ser feito hoje, ou, como uma vez me disseram, de manhã de um jeito e à tarde de outro! Planejar antes, com a mente, o modo como o corpo fará amor subverte a integridade sexual dos corpos e retarda o desenvolvimento do refinamento magnético dos genitais.

O tantra é um convite para sempre fazer amor com atenção e consciência. Permita que o ponto de partida sempre traga consigo a intenção de permanecer tão presente e consciente quanto possível. Apenas isso. É um bom começo. Para onde a coisa se encaminha, ou como termina, não importa, mas onde *você está*, onde sua *consciência está*, é que é relevante. O que você faz não importa no tantra, cujo foco é *como* você faz. E o *como* consiste em trazer a consciência ao corpo, sentir tudo o que acontece, segundo a segundo, fazer-se presente no que quer que aconteça no corpo. E, uma vez que o corpo contém nosso passado, nosso vasto condicionamento pessoal e coletivo, temos de encarar nossos velhos hábitos, nossas fantasias e necessidades. Recebemos e acolhemos nossos desejos com consciência, mas ao mesmo tempo observamos o que está acontecendo em um nível mais profundo. É como ser uma testemunha por trás das lentes de uma câmera, assistindo a um filme no qual você é o personagem principal. Você permanece consciente dos movimentos que são feitos, da respiração breve, do modo como a energia sexual é acumulada de forma intencional e, então, liberada como uma experiência de pico. A consciência vai desacelerar você aos poucos e trazer sua atenção para o caminho, concedendo-lhe, em sua generosidade, um prazer muito maior. Apenas comece, de forma lúdica, a prestar atenção no processo em que está envolvido. Somente quando você elevar a consciência a tudo o que fizer é que a energia sexual se tornará, pouco a pouco, capaz de transformar-se e de responder espontaneamente, como uma expressão de fato arraigada no corpo.

Outro aspecto negativo de uma abordagem baseada na substituição é o risco de perder a autenticidade, em consequência da repressão do condicionamento, que afeta vocês como indivíduos e como casal. A menos que você use a atenção e a concentração para transformar o modo como faz amor, pode ser que, por um certo tempo, obtenha algum resultado se ficar deitado imóvel, de olhos abertos, respirando e evitando qualquer excitação; no entanto, mais cedo ou mais tarde, é provável que comece a bocejar e sinta uma vontade enorme de fechar os olhos e dormir. A conexão entre o pênis e a vagina pode até proporcionar uma sensação boa, mas será uma experiência sem grande atrativo, sem expansão na energia sexual ou na entrega à inteligência superior desta, sem ampliar-se e se sentir mais vivo com essa energia. Você pode começar a sentir falta da excitação, e a necessidade de voltar ao estado de inconsciência talvez se manifeste como uma agitação durante o ato de amor, um desejo de ação, de movimento, de gozar, de desistir de tudo e voltar ao que era antes. Isso é esperado. É a inconsciência batendo à sua porta, pelo fato de você tê-la negado, pelo fato de ter imposto um caminho à sua energia sexual e por estar exatamente onde acredita que deveria estar. O inconsciente precisa ser expresso de forma consciente e não deve ser negado de forma repressiva. Ele requer que você dance com ele, que se mova junto a ele, transformando-o gradualmente em consciência. A intenção do casal, o compromisso de explorar o mistério do sexo, exige uma dança consciente entre o velho e o novo, em que o encontro com os elementos inconscientes interiores se torna uma aventura. Deve ser um processo de retorno constante ao estado de consciência, de perceber o momento em que a pessoa perde o estado consciente ou se afasta do presente, e de sempre retornar ao agora. O tema central é o caminho percorrido por nossa atenção, entre a consciência e o estar ciente dos lapsos de consciência, indo e vindo como uma lançadeira em um tear; por meio desse processo, o estado consciente se fortalece, e o presente emerge. Simplesmente esteja consciente de onde você está, quando aí estiver. Ao liberarmos as tensões acumuladas no sexo, libertando-o de um caminho que o constringe, ele se transforma em uma força criativa dinâmica e mutável. O importante é infundir a chama da consciência, manter a vigilância e a observação, e lentamente você irá perceber o equilíbrio e a harmonia se expandirem dentro de si.

Em geral, a energia se move para fora e para baixo, e temos de trazê--la para dentro, para que possa fluir para cima. Com a inversão da energia sexual, o prazer assume uma nova dimensão, tornando-se uma experiência corporal extática plena, e assim começamos a sentir um fluxo percorrendo o interior do corpo, partindo dos genitais e fluindo para cima, rumo ao coração e à cabeça. No início, essa corrente pode ser muito sutil, ou sentida apenas em alguns pontos como uma vibração celular orgástica, uma sensação de calor ou de formigamento. A sensação do fluxo ganha força, tornando-se uma avenida dourada que abre seu caminho ascendente dentro do corpo. Voltar-se para dentro fica mais fácil com a prática, e o êxtase eletromagnético gerado pela polaridade do pênis e da vagina eleva-se no corpo. Por meio das chaves do amor, você pode forçar-se a voltar ao presente. Isso significa que sua atitude tem uma intenção muito vigorosa; você está absolutamente determinado a trazer consciência a seu corpo. É uma alteração intensa da consciência. Essa intensidade da presença, a disponibilidade para o momento, a abertura para si mesmo e para seu par são elementos que contribuem para o movimento dessas energias. Uma vez que o relaxamento está estabelecido no núcleo sexual, ele se volta para cima, erguendo-se com imensa vitalidade.

Essa é a reciclagem, ou a recirculação, da energia sexual, que retorna efervescente ao centro do corpo e vai até sua fonte no cérebro. O corpo se transforma em um instrumento, como uma flauta interior, capaz de responder a ritmos cada vez mais refinados, que se erguem em espiral enquanto a energia levanta um voo extático para se inserir nos centros superiores. Essa experiência se intensifica à medida que a polaridade ganha profundidade, com os órgãos do amor gerando energia sexual extática, e a percepção do sexo como uma experiência divina continua a se ampliar. É a sintonia com um fenômeno interno que é fascinante em sua intensidade, sereno em seu silêncio. Quando um homem e uma mulher se expandem e se elevam no amor, o polo oposto interno de cada um deles ressoa, fortalecendo a haste magnética interna, o silêncio rompe a barreira e uma fusão maravilhosa ocorre — o homem exterior une-se com sua mulher interior, e a mulher exterior funde-se com seu homem interior. Essa fusão orgástica do masculino encontrando o feminino é o amor extático, que desperta o mecanismo de nossa celebração interna.

INSPIRAÇÃO

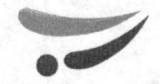

Deixe cair todas as máscaras. Seja verdadeiro. Revele seu coração por inteiro; desnude-se. Entre dois amantes não deve haver nenhum segredo, ou não existe o amor. Deixe de lado o segredo. Ele é político; o segredo é política. Ele não deve existir no amor. Você não deve esconder nada. O que quer que surja em seu coração deve permanecer transparente para a pessoa amada, e o que quer que surja no coração dela deve permanecer transparente para você. Vocês devem se tornar dois seres transparentes um para o outro. Aos poucos, vocês perceberão, um por intermédio do outro, que estão crescendo para se tornar uma unidade mais elevada.

Conhecendo a mulher exterior, conhecendo-a de fato, amando-a, dedicando-se ao ser dela, dissolvendo-se nela, fundindo-se a ela, você vai, pouco a pouco, começar a encontrar a mulher que está dentro de você; vai começar a encontrar o homem que está dentro de você. A mulher exterior é apenas um caminho para a mulher interior; e o homem exterior é também apenas um caminho para o homem interior. O verdadeiro orgasmo acontece dentro de você quando seu homem e sua mulher interiores se encontram. É este o significado do simbolismo hindu Ardhanārīśhvara. Você já deve ter visto Shiva: metade homem, metade mulher. Todo homem é metade homem, metade mulher; toda mulher é metade mulher, metade homem. Deve ser assim, pois metade de seu ser vem de seu pai e metade de seu ser vem de sua mãe. Você é os dois. Um orgasmo interior, um encontro interior, uma reunião interior são necessários. Mas, para atingir essa união interior, você terá de encontrar uma mulher exterior que reaja à mulher interior, que faça vibrar seu ser interior, e sua mulher interior que está profundamente adormecida despertará. Por intermédio da mulher exterior, você precisa encontrar a mulher interior; e o mesmo vale para o homem.

Osho, *Yoga — O alfa e o ômega*, vol. 10

LISTA DE FIGURAS

Figura 1. Fase biológica ou reprodutiva da energia sexual, p. 25

Figura 2. Fase espiritual ou geradora da energia sexual, p. 25

Figura 3. Ciclo completo da energia sexual; energia sexual redirecionada espiralando através dos centros de energia, p. 27

Figura 4. Símbolo *yin* e *yang* das forças iguais e opostas, p. 38

Figura 5. Corpos masculino e feminino mostrando as polaridades opostas em seu interior e a haste magnética, p. 41

Figura 6. Movimento circular de energia entre os corpos, criando um "círculo de luz", p. 41

Figura 7. Posição lateral para a penetração suave, p. 122

Figura 8. Posição intermediária para a penetração suave, p. 122

Figura 9. Posição dos dedos para a penetração suave, p. 124

Figura 10. Posições para penetração profunda sustentada, p. 131

Figura 11. Sequência de posições de rotação pela frente, p. 139-140

Figura 12. Sequência de posições de rotação por trás, p. 143-144

Figura 13. Posição lateral: relaxados e serenos com olhos fechados, p. 145

Figura 14. Homem na posição superior, p. 146

Figura 15. Posição *yab yum*, p. 147

Figura 16. Repousando de modo consciente, p. 239

BIBLIOGRAFIA

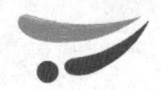

Long, Barry. *Making Love 1 e 2* (fitas de áudio), disponível na Barry Long Foundation International, Caixa Postal 574, Mullimbimby, NSW 2482, Austrália.

_____. *Love Brings All to Life* (fitas de áudio).

_____. *Stillness is the Way*. Barry Long Foundation International, 1989.

Osho. *Vigyan Bhairav Tantra*, vol. 1 e 2. The Rebel Publishing House. Esses dois volumes foram originalmente publicados como *The Book of Secrets*, vol. 1-5, pela Rajneesh Foundation International, 1976. Compilado a partir de uma série de conferências dadas por Osho em Bombaim, Índia, entre 1º de outubro de 1972 a 8 de novembro de 1973, republicado em 1998 como *The Book of Secrets*, por St. Martin's Press, Nova York (disponível em Osho Viha Book Distributors, Caixa Postal 352, Mill Valley, CA 94942, Estados Unidos. E-mail: oshoavia@aol.com).

_____. *Dimensions Beyond the Know*. The Rebel Publishing House, 1989.

_____. *From Sex to Superconsciousness*. The Rebel Publishing House, 1989.

_____. *In Search of the Miraculous*. Vol. 2. The Rebel Publishing House, 1987.

_____. *My Way of the White Cloud*. Element Books, 1995.

_____. *New Alchemy to Turn You On*. Rajneesh Foundation International, 1978.

_____. *Psychology of the Esoteric*. The Rebel Publishing House, 1994.

_____. *Tantra — The Supreme Undestanding*. Rajneesh Foundation International, 1975.

_____. *The Tantra Vision*. Vol. 1 e 2. Rajneesh Foundation International, 1978/1979, respectivamente.

LEITURA GERAL

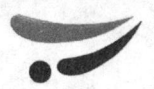

Anand, Margo. *The Art of Sexual Ecstasy*: The Path of Sacred Sexuality for Western Lovers. Jeremy P. Tarcher Inc., 1989.

Chang, Jolan. *The Tao of Love and Sex*: The Ancient Chinese Way to Ecstasy. Wildwood House, 1977.

Chia, Mantak e Maneewan. *Healing Love Through the Tao*: Cultivating Female Sexual Energy. Nova York: Healing Tao Books, 1986.

Chia, Mantak e Winn, Michael. *Taoist Secrets of Love*: Cultivating Male Sexual Energy. Healing Tao Books, 1984.

Ramsdale, David e Ellen. *Sexual Energy Ecstasy*: A Practical Guide to Lovemaking Secrets of the East and West. Bantam Books, 1993.

Douglas, Nik e Slinger, Panny. *Sexual Secrets*: The Alchemy of Ecstasy. Destiny Books, 1979.

Muir, Charles e Caroline. *Tantra*: The Art of Conscious Loving. Mercury House, 1989.

Este livro foi impresso pela Cromosete Gráfica e Editora
em fonte Minion Pro sobre papel Pólen Bold 70 g/m²
para a Mantra no verão de 2023.